臨床家のための

# 場面緘黙

改善プログラム

高木潤野

学苑社

# はじめに

　この本では、場面緘黙の症状を改善するためのプログラムについて紹介します。

　このプログラムは場面緘黙臨床にあたって、「話せなくても困らないようにする」という発想での〈支援〉から、**「安心して話せるようにする」という視点での積極的な〈治療的介入〉**へと臨床家の発想の転換を迫るものです。

　この治療的介入は、臨床家の思いだけで進めることはできません。**「話す練習」に取り組む場面緘黙当事者との共同作業であることが何よりも大切です。**共同作業による場面緘黙への治療的介入とはどのようなものか、一緒に考えていきましょう。

## 場面緘黙を巡る現状

　場面緘黙は「話す力があるにも関わらず、学校等の社会的な状況で話せなくなってしまう」という状態で、アメリカ精神医学会の国際的な診断基準 DSM-5 では「不安症（不安障害）」のグループに分類されています。

　日本ではこれまであまり注目されてきませんでしたが、2000 年代に入ってから支援団体や当事者団体が設立され始めました。これにはインターネットや SNS の普及が大きく関わっていると考えられます。研究者や専門家が本格的に場面緘黙に注目し始めるよりも前に、場面緘黙当事者や経験者などからのインターネットによる情報発信が行われていたのは、他の障害や疾患にはない場面緘黙の特徴ではないでしょうか。これにはおそらく、「周りに迷惑をかけない」、そして「当事者自身が情報を発信しづらい」という場面緘黙の特性が関わっていると思います。

　近年は関係する本が出版されるなど情報が手に入りやすくなってきました。私がはじめて学校で場面緘黙の子たちに出会った 2000 年代初期の頃と比べれば雲泥の差と言えます。

　しかし、場面緘黙当事者やその家族の方が場面緘黙の症状を改善させたいと思っても、日本ではまだそのための適切な治療や心理療法、教育的介入などが受けられる機会はなかなか得られません。このため、ご自身やお子さんに場面緘黙の症状があることが分かっても、その症状を改善させることができないままでいる人が数多くいます。

## 臨床家への理解が広まっていない理由

　では、日本で適切な治療的介入を受けられる機会が少ないのはなぜでしょうか。ヨーロッパやアメリカでは 1990 年代頃から、場面緘黙の治療研究が活発に行われるようになってきました。それらの研究によって、場面緘黙は適切な治療的介入によって、症状を改善できることが明らかになってきています。その研究成果は多くの書籍として出版されており、日本語に翻訳されて紹介されているものもあります（17 ページ参照）。ですので、場面緘黙の治療方法がまだ分かっていないのではなく、その知見がまだ臨床現場に十分に浸透していないのだと言えるでしょう。

　臨床家の間に場面緘黙への理解が広まっていない大きな理由は、「馴染みのなさ」にあるのではないかと私は考えています。ASD や他の発達障害と比較して、カウンセリング現場で働く臨床家が場面緘黙の当事者と関わる機会は多くありません。何人も場面緘黙の人に対応する機会があれば対応方法の概要はつかめてくると思いますが、わずかな経験しかなければ自信をもって対応することができないでしょう。

　ではなぜ臨床家が場面緘黙の人に関わる機会が多くないのかと言えば、一つは有病率の問題があります。場面緘黙の有病率はまだ研究が少なく正確には分かりませんが、最近の日本の研究では小学生で 0.2% 程度であったことが報告されています（梶・藤田, 2019）。年齢が上がるにつれて改善していくケースは多く、反対に中学生以降に発症するケースは多くはありませんので（と現在は考えられています）、年齢とともに場面緘黙当事者の数は減っていくはずです。おそらく青年期以降の当事者の数は、ASD や ADHD、吃音等の他の「発達障害」と比較しても少ないはずです。

　ただ私はもう一つの理由として、**場面緘黙の当事者の多くがあまり専門機関にかからない、という点がある**のではと考えています。これは場面緘黙の特性である「行動抑制的な気質」による影響もあるでしょうが、それ以上に「どうせ専門機関にかかっても治療してもらえない」という期待の低さが影響しているのではと私は思っています。

## 「困ったら来てください」

　場面緘黙当事者の多くは、日常生活で大きな困難を抱えています。例えばある成人の当事者の方から、レジ袋が有料化されたことで買い物の度に袋が要るかどうかを聞かれるようになり、余計に買い物がしづらくなったという話を伺ったことがあります。その

方は服を買うときには、レジで袋が要るかを聞かれないお店しか使えないそうです（これでは着られる服のブランドが限定されてしまうので大変困ります）。

　ですので、**可能性があるなら支援や治療を受けたいと思っている場面緘黙当事者は大勢いる**はずです。そして勇気を振り絞って（これは大変な勇気が必要なのです）医療機関や役所の窓口、その他の支援機関を訪れる人もいるでしょう。ところが、そういった専門機関の臨床家が場面緘黙に対する適切な知識と十分な臨床経験をもっていなければ、当事者が期待するような対応は得られないでしょう。これまで私が相談を受けてきた方の中でも、以下のようなエピソードはよく聞きます。

□ 「困ったら来てください」と言われて門前払いされてしまった（困っているから来てるのに）

□ 「そのうちよくなります」「様子を見ましょう」としか言われなかった

□ 「甘やかしすぎ」「心配しすぎ」など相談に行った親が叱られてしまった

□ いつまでも効果が表れない「カウンセリング」が延々と続けられる（辞めたいと伝えると「効果が出るまで続けることが大事です」と言われる）

　ただ悩みを聞いてもらうだけの「非指示的カウンセリング」が行われて、効果があるのかを聞くと「どうしてそうお思いなんですか？」と反対に聞かれてしまったというケースもあります。これでは場面緘黙当事者や保護者の方も、専門機関から足が遠のいていってしまうでしょう。

　このような、臨床家の「馴染みのなさ」と当事者の「期待の低さ」との相互作用によって、臨床の現場に場面緘黙への理解が広まることがはばまれているのではないかと私は考えています。

## この本の目的と特徴

　以上のことを踏まえ私は、臨床家と場面緘黙当事者とを「つなぐ」ために、この本を書きたいと考えました。先にも述べたように、この本では「場面緘黙の症状を改善する」ためのプログラムについて紹介します。このプログラムの核となる考え方は、場面緘黙当事者と臨床家との「共同作業」です。

　この本を読む臨床家の方は、当事者の方と一緒に読みながらでもいいので、ぜひ「共

同作業」を進めていってください。また当事者の方にとっては、この本を臨床家のところへ持っていってもらえれば、緘黙症状改善に向けた「共同作業」が開始できるものになるように書きました（もしそれができなければ、筆者の力不足です）。

　この本では、私が2017年〜2018年に科学研究費補助金（科研費）の助成を受けて実施した治療研究の成果に基づいて開発した、場面緘黙の症状を改善させるための治療プログラムについて紹介しています。と言っても、このプログラムの中で私自身のオリジナルなところはあまりなく、ほとんどはこれまでの内外の場面緘黙研究の成果の積み重ねによっています。

　私のこの本での役割は、日本の臨床現場において使いやすいものを提案することです。海外の研究で効果が出ているものでも、それをそのまま日本に当てはめるのは容易でないと私は感じています。社会・文化的な背景、医療や学校教育などの制度も違っています。「話す練習」を行う日常生活（例えばコンビニや駅の売店、職場の人間関係など）にあったものであることが大事でしょう。そこで私は、海外の研究成果を参考にしながら、私自身の臨床経験というフィルターを通して、日本の社会で実践しやすい治療プログラムの開発を目指してきました。

　この本は、医療機関や学校等で働く臨床家の方々が実践しやすいことを念頭に執筆してあります。発達障害など関連する領域でのカウンセリングや特別支援教育における臨床経験のある臨床家の方でしたら、概要をつかんでいただければすぐに実践できると思います。

　一方で、内容がより簡潔になるように、専門用語や詳しい概念の解説は省きました。ある程度の臨床経験のある専門職の方が読んで実践することを想定していますので、アセスメントや面接の基礎的な事柄については解説していません。また、この本はあくまで「共同作業」の進め方の手引きです。実際のカウンセリングでは、丁寧なアセスメントに基づき、一人ひとりに合ったやり方を当事者とともに選ぶ必要があります。本書の例をそのまま試してみることは避けてください。

　それから、専門的な治療が受けられる機関が日本ではまだ少ない現状に鑑み、場面緘黙の症状のある当事者の方が「自分で実践する」という状況も想定しました。このため、当事者の方自身が実践できるように、なるべく難しい用語は使わず、具体的にイメージできるように配慮しながら執筆しました（ところどころ説明がくどかったり、冗長だったりするのはこのような理由によるので、ご容赦いただければと思います）。**専門家の力**

を借りた方がより効果的に行えることは間違いないですが、注意深く読み内容を正しく理解して行っていただければ、ご自身で症状の改善に取り組むことも可能だと思います。この点については第1章「6　この本を読む場面緘黙当事者の方へ（22ページ）」に書いておきました。

　この本が、場面緘黙の症状で悩んでいる当事者の方や、それを支える臨床家にとって少しでも役立つものであれば幸いです。

## 【気をつけてほしいこと】

　実施にあたってはいくつか留意点があります。詳細は本書の第1章を読んでいただきたいと思いますが、ここに簡単に述べておきます。

> **この本で提案するプログラムについての留意点**
> ・このプログラムは、緘黙症状で困っていて、「その症状を改善させたいと思っている場面緘黙の人」を対象にしています。
> ・このプログラムは、場面緘黙のある人の「緘黙症状の改善（＝話せるようになること）」を目的にしています。それ以外の関連する症状についてはほとんど扱っていません。

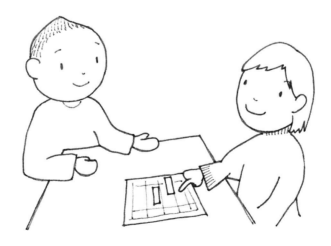

# 目　次

はじめに ……………………………………………………………………………………… 1


## 第 **1** 部　　基礎編

### 第**1**章　プログラムの概要 …………………………………………………………… 11
　1　プログラムの目的 ……………………………………………………………… 11
　2　プログラムの対象 ……………………………………………………………… 12
　3　プログラムの概要 ……………………………………………………………… 15
　4　各セッションの大まかな流れ ………………………………………………… 18
　5　3つの原則 ……………………………………………………………………… 19
　6　この本を読む場面緘黙当事者の方へ ………………………………………… 22


### 事 例
### 第**2**章　専門学校を休学してアルバイトを始めた小百合さん
……………………………………………………………………………………………… 25


### 第**3**章　コミュニケーション方法の工夫 ……………………………………… 43
　1　話せなくても、カウンセリングはできる …………………………………… 43
　2　相手の意図を正しく理解するために大切なこと …………………………… 44
　3　筆談をするときの工夫 ………………………………………………………… 49
　4　保護者などを通じたコミュニケーション …………………………………… 51
　5　実際のコミュニケーションの様子（小百合さんの事例から）…………… 53

## 第 2 部　実践編

### 第 4 章　アセスメントから目標を立てるまで ················ 61

1　アセスメントのための視点 ·································· 61

2　目標に必要な条件 ········································ 63

3　目標を立てるためのステップ ······························ 66

Step 1　「誰と」話せるようになりたいかを考える　66

Step 2　「どんな状況で」話せるようになりたいかを考える　67

Step 3　条件①～④を満たしているかを確認する　67

4　目標を修正する ·········································· 70

5　なぜ「目標」が必要なのか ································· 73

### 第 5 章　エクスポージャー課題（宿題）を設定する ········ 75

1　宿題に必要な条件 ········································ 75

2　宿題を決定するまでのステップ ···························· 78

Step 1　「人」と「場所」を組み合わせて場面を考える　80

Step 2　その状況で行う「活動」を考える　82

Step 3　考えた行動の不安レベルを「不安階層表」を用いて評価する　84

Step 4　不安階層表のリストから、実施できる行動を選択する　86

Step 5　宿題を確認し、記録用紙を渡す　87

3　練習する相手に対する説明 ································· 88

4　「宿題」を効果的に行うために ····························· 90

### 第 6 章　記録をふり返り、宿題を修正する ················ 92

1　宿題の実施状況の確認 ···································· 92

2　次回の宿題の設定 ········································ 94

①宿題が達成できた場合　94

②宿題が達成できなかった場合　96

③宿題の機会がなかった場合　98

3　ふり返りをするときに臨床家が心がけるべきこと ··········· 102

第 **7** 章 　**自分の意思で来談したのではないケースへの対応**

　　　　　　　　　　　　　　　　　　　　　　　　　　　104

　　1　本人が困っていないケース　　　　　　　　　　　　　104

　　2　「練習すれば話せるようになる」ということを伝える　105

　　3　社会との関わりを作り出す　　　　　　　　　　　　　107

　　4　話すこと以外の「できるようになりたいこと」から考える　109

　　5　本人の価値観を大切に　　　　　　　　　　　　　　　111


第 **3** 部　　**資料編**


第 **8** 章　**記録用紙等**　　　　　　　　　　　　　　　　　115

　　1　緘黙症状の評価　　　　　　　　　　　　　　　　　　115

　　2　不安階層表　　　　　　　　　　　　　　　　　　　　119

　　3　記録用紙　　　　　　　　　　　　　　　　　　　　　121


第 **9** 章　**青年期以降の場面緘黙当事者に対する**
　　　　　　**治療的介入の研究**　　　　　　　　　　　　　123


第 **10** 章　**場面緘黙が改善した事例**　　　　　　　　　　130

　　1　事例1　場面緘黙が改善し、学校の先生になったあかりさん　130

　　2　事例2　家族にも発話がほとんどなかったはるみさん　134


おわりに　　　　　　　　　　　　　　　　　　　　　　　139

第**①**部　基礎編

# 第 ① 章 プログラムの概要

## 1 プログラムの目的

　この本で提案するプログラムは、「緘黙症状の改善（＝話せるようになること）」を目的にしています。場面緘黙当事者と臨床家との共同作業により、「話すこと」に関連する目標を立て、それを達成するための具体的な練習を行うことで、少しずつ話せる場面（相手や場所など）を広げていくことを目指します。

　本書ではこのプログラムのことを「話す練習」と呼ぶこともあります。

### 「緘黙症状の改善」だけを扱う理由

　場面緘黙のある人が困っているのは「話せないこと」だけではありません。臨床の場面では、これらの様々な問題を包括的に理解し、一人ひとりのニーズに合った対応を考えなければなりません。

　しかし、二次的な問題の中にはカウンセリングだけでは改善できないものも多いです。その一方で、こういった問題にそれほど深入りせず、**緘黙症状だけを取り出して改善させることができるケース**もあります。また、中心にある**緘黙症状の問題を改善させることで、関連する症状や問題の改善にもつながること**もあります。

　ですので、緘黙症状だけを取り出しアプローチするのもそれなりの効果が期待できます。そこでこのプログラムでは、「緘黙症状の改善」だけに注目することにしました。

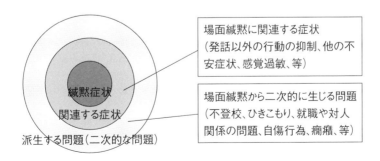

緘黙症状

関連する症状

派生する問題（二次的な問題）

場面緘黙に関連する症状
（発話以外の行動の抑制、他の不安症状、感覚過敏、等）

場面緘黙から二次的に生じる問題
（不登校、ひきこもり、就職や対人関係の問題、自傷行為、痛痒、等）

# 2　プログラムの対象

## 1）主訴

　この本の対象は、**緘黙症状（話せないこと）を改善させたいと思っている場面緘黙当事者の方**です。

　はっきりと場面緘黙の症状がある、特定の場面で明らかに「話せない」状態になってしまう、という方であればこのプログラムを適用することができます。ですので、医療機関で診断を受けている方に限定されません。

　例えば以下のような状態の方が想定されます。

□ 特定の仲の良い友達とは会話ができるが、先生と話したりクラスで発表したりするときには声が出せない

□ 職場で必要最低限の受け答えはできるが、自分から話しかけたり、分からないことを質問したりすることができない

□ 自閉スペクトラム症や社交不安等の併存症があり緘黙症状以外の問題もあるが、少なくとも緘黙症状の改善も主訴の一つである

□ 重度の場面緘黙の症状があり、家族以外の誰とも話すことができない状態が数十年間続いている

　ただし、「自己診断」で自分は場面緘黙だと思っているけれど一度も専門家に診てもらったことはない、という方もいます。そういう方の場合、そもそも場面緘黙に該当していないこともありますので、専門家に診てもらうとよいでしょう。

**DSM-5 における選択性緘黙（Selective Mutism）の診断基準**

A.　他の状況で話しているにもかかわらず，話すことが期待されている特定の社会的状況（例：学校）において，話すことが一貫してできない．
B.　その障害が，学業上，職業上の成績，または対人的コミュニケーションを妨げている．
C.　その障害の持続期間は，少なくとも1ヶ月（学校の最初の1ヶ月だけに限定されない）である．
D.　話すことができないことは，その社会的状況で要求されている話し言葉の知識，または話すことに関する楽しさが不足していることによるものではない．
E.　その障害は，コミュニケーション症（例：小児期発症流暢症）ではうまく説明されず，また自閉スペクトラム症，統合失調症，または他の精神病性障害の経過中にのみ起こるものではない．

※選択性緘黙："Selective Mutism" の訳語で、場面緘黙と同じものを指しています。

## 2）心身の準備状況

　このプログラムを適用するには、**本人自身が心身ともに「話す練習」に取り組める状態であることが必要です**。私のところに相談にくる子どもの場合、はじめから「話す練習」に向き合える子は多くありません。学校に行くだけでも辛かったり、家では反動で癇癪がおきているような状態では、「話す練習」を始めるのは困難でしょう。そういうときはまず学校や家庭等の負担をできるだけ減らし、心身の準備を整える（心と体のエネルギーを溜める）ことが必要になります。

　私はこの考え方を場面緘黙改善を目指す「2段階のアプローチ」と呼んでいます（図参照）。この本のプログラムは、「【段階2】話す練習に取り組む段階」にあたります。【段階1】にあるケースへの適用は、個々に応じて慎重に見極めてください。

　ただし不登校の場合でも、学校に行かないことにして家では元気に過ごせている場合などは、「話す練習」に取り組めるケースもあります。

| | |
|---|---|
| 〈話せる〉<br>・学校や職場で話すことができる<br>・音読や質問などで音声を出すことができる<br>・身振りや文字などで意思の表出ができる | 【段階2】<br>話す練習に取り組む段階<br>※この本で紹介するプログラム |
| 〈安心して過ごせる〉<br>・食事や排泄など様々な動作ができる<br>・負担感が少なく、安定して通学・通勤できる<br>・家庭で疲労感などがなく生活することができる | 【段階1】<br>安心できる環境で、心と体の元気を蓄える段階 |

**2段階のアプローチ**

### 「社会的場面におけるコミュニケーションが成り立つための階層構造」

　この2段階のアプローチの考え方は、河井・河井（1994）による「社会的場面におけるコミュニケーションが成り立つための階層構造」の3つの水準（動作・態度表出、感情・非言語表出、言語表出）を参考にしたものです。

　河井・河井では「非言語表出」を言語表出とは別の水準に分けていますが、うなずきや会釈は意図的な表出が要求されるコミュニケーション行動です。臨床的には「話す練習」の1ステップとして位置づける方が有効なため、私はこれらも含めて「【段階2】話す練習に取り組む段階」として考えています。

### 3）本人の協力

このプログラムは**場面緘黙当事者と臨床家との「共同作業」**を前提としています。従って対象は「場面緘黙の症状を<u>改善させたい</u>と思っている人」に限定されます。

本人自身の協力が得られなければ、このプログラムで提案する「話す練習」は実施できません。ただし臨床家はこういったケースにも対応することがありますし、少しお節介なようでもひとまずは介入を試みるべきでしょう。このような自分の意思で来談したのではないケースへの対応については、第7章で述べました（104ページ参照）。

### 4）年齢

この本は、高校生から成人を対象にした研究の成果に基づいています。このため、本に出てくる例はおおむね高校生以上の青年期から成人期を想定しています。

小学生・中学生でも 1）〜3）の条件が整っていれば実施することができます。ただし子どもの場合、本人との「共同作業」ができるには、まず臨床家との関係の形成が不可欠になるでしょう。

特別支援学級や通級で行うときは、まず教師との関係を形成し、何らかの形でコミュニケーションがとれるようになることを目指してください。教科学習の時間だけでは関係の形成が困難な場合は、休み時間や給食の時間などを活用するとよいでしょう。特別支援学級等を利用していない児童・生徒の場合、集団での関わりだけでは教師との関係を築くのが困難なことが多いです。特別に時間を作ったり、文字でのコミュニケーションを行うなど、個別的な関わりを行っていく必要があるでしょう。

### 5）併存症の有無

他の不安症（社交不安症や分離不安症等）、自閉スペクトラム症等の発達障害や知的障害、言語・コミュニケーションの問題などを併せもつ人でも、上記の条件を満たしていれば実施することが可能です。もちろんその場合は、臨床家がそれらについても正しい知識や技能をもっていなければなりません。

# 3　プログラムの概要

　このプログラムの最大の特徴は「共同作業」、つまり話せるようになりたい相手や練習の内容を本人と共に考えることです。カウンセリングでは、本人と臨床家の共同作業により、目標や「エクスポージャー課題」を考えます。

　またこのプログラムでは、話す練習はカウンセリングではなく当事者自身の日常生活場面で実施します。カウンセリングでは、宿題として実施するエクスポージャー課題を一緒に考えることが主な作業になります。

アセスメント

| 目標設定 | 「○○さんと話せるようになりたい」という目標を立てる |

カウンセリング（共同作業）　　エクスポージャー課題を考える

宿題　　エクスポージャーを行う

数ヶ月から1年くらいのセッション

| 目標達成 | ○○さんと話せるようになる |

プログラムの概要

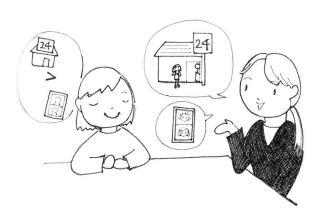

## 1）「目標設定」　→第 4 章参照

　まずは本人に具体的な目標を考えてもらいます。「○○のときに、○○さんに仕事で必要なことが聞けるようになりたい」のように、「誰と」「どのような状況で」が明確であることが望ましいです（64 ページ参照）。

　目標は、練習が進んでいく中で変化しても構いません。小さい目標が達成されたら次の目標に移る、というようにしながら練習を進めていきましょう（70 ページ参照）。

## 2）「カウンセリング」（共同作業でエクスポージャー課題を考える）
## 　　→第 5 章、第 6 章参照

　カウンセリングのときに行うのは、次回のカウンセリングまでに行ってくるエクスポージャー課題（宿題）を共同作業で考えることです。次回のセッション（2 週間後や1 ヶ月後）までに「本人が何を宿題として行ってくるのか」を本人と一緒に考えましょう（75 ページ参照）。

　前回のカウンセリングで設定したエクスポージャー課題が成功していて、さらに難易度をあげてもよさそうなら、次のステップを考えましょう。もしエクスポージャーが上手くいっていなければ、内容や方法を見直すなどして、上手くいくやり方を改めて考えます（92 ページ参照）。

## 3）「宿題」（エクスポージャー課題を実践する）

　このプログラムでは、「話す練習」は日常生活場面で行います。臨床家と一緒に考えたエクスポージャー課題を本人自身が実践するのが「宿題」です。

　ここで大切なのは、本人自身がしっかり宿題を行うことと、それを記録することです。この記録は、カウンセリングのときに臨床家と一緒に次のエクスポージャー課題を考えるための必要不可欠な資料となります（87 ページ参照）。

■ エクスポージャーについて ■

　「エクスポージャー（exposure）」は、現代精神医学事典（弘文堂）によると「不安を引き起こす刺激場面に対象者を曝し、刺激への馴化を通して不安反応を減少しようとするものである」と説明されています。**「苦手なことに身をさらして、「できた」という経験を積んで、馴れること」**だと理解してもらえればよいでしょう。

　エクスポージャーは場面緘黙への介入方法としては最も一般的で、効果があると言われているものです。これまで日本で刊行されている書籍の多くも、このエクスポージャーや関連する技法による考え方に基づいた治療的介入の方法を紹介しています。この本では、エクスポージャーや関連する技法の詳細には触れていませんので、より詳しく学びたい方は下記の書籍を参考にしてください。

　私はこれまでの臨床経験から、場面緘黙のある人にエクスポージャーによる治療的介入を行うことの最大の難しさは、**「そのターゲットとする行動自体が行えないこと」**だと考えています。「話す」「声を出す」という行動自体が生起しなければ、エクスポージャーとして成り立たないからです。

　この問題をクリアするためにこの本で提案しているのが、「共同作業」という方法です。本人が自分で「これならできそうだ」と思えるものなら、エクスポージャーを行える可能性が高まります。臨床家は、本人にとって最適なエクスポージャー課題を設定できるようにお手伝いをしましょう。

【場面緘黙に対するエクスポージャーや関連する技法を扱っている主な書籍】
アンジェラ・E・マクホルム、チャールス・E・カニンガム、メラニー・K・バニエー著、河井英子・吉原桂子訳「場面緘黙児への支援―学校で話せない子を助けるために―」田研出版株式会社、2007年
クリストファー・A・カーニー著、大石幸二監訳「先生とできる場面緘黙の子どもの支援」学苑社、2015年
R・リンジー・バーグマン著、園山繁樹監訳「場面緘黙の子どもの治療マニュアル―統合的行動アプローチ―」二瓶社、2018年
エイミー・コトルバ著、丹明彦監訳「場面緘黙の子どものアセスメントと支援―心理師・教師・保護者のためのガイドブック―」遠見書房、2019年

# 4　各セッションの大まかな流れ

## 1）アセスメントからエクスポージャー課題を考えるまで

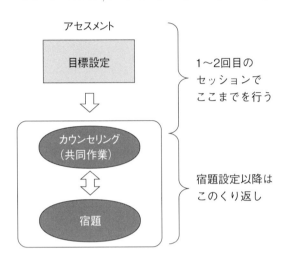

私の場合は、「アセスメント」から「目標設定」「エクスポージャー課題を考える」までを１～２回目のセッションで行うことが多いです。

初回のセッションは 60 ～ 90 分程度で行っています。丁寧に情報収集を行い、一緒に目標を考えます。「目標の案（誰と話せるようになりたいか）を考えてくること」を２回目までの宿題にしてもよいでしょう。

目標設定までできた場合は、宿題とするエクスポージャー課題を１回目で考えてしまうこともあります。

## 2）エクスポージャー課題の設定後

エクスポージャー課題が設定できたら、以降は「宿題」と「カウンセリング」のくり返しです。私の場合、特に大きな問題や検討事項がなければ２回目以降のセッションは以下のような流れで行うことが多いです（詳細は第６章参照）。

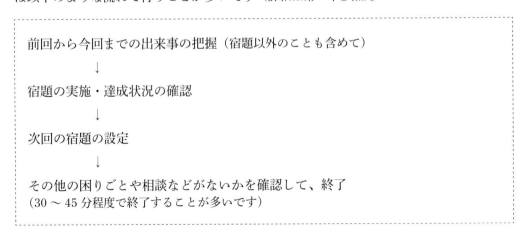

前回から今回までの出来事の把握（宿題以外のことも含めて）
↓
宿題の実施・達成状況の確認
↓
次回の宿題の設定
↓
その他の困りごとや相談などがないかを確認して、終了
（30 ～ 45 分程度で終了することが多いです）

# 5　3つの原則

このプログラムを実施する上で臨床家が守らなければならない3つの原則があります。

---

**原則 1** 本人と臨床家との共同作業で行う
**原則 2** 「できること」だけを考え実践する
**原則 3** ゴールを向いて進んでいく

---

## 原則 1 本人と臨床家との共同作業で行う

臨床家が主導するのではなく、**本人の意思を尊重し、一つひとつ本人に確認しながら進めていく**というのが最初の原則です。

例えば「目標を立てるとき」を考えてみましょう。「誰と話せるようになりたいか」は人それぞれです。どんなにいい先生がいても本人がその人と話せるようになりたいと思っていなければ目標になりませんし、苦手な上司でもその人と話せるようになりたいと強く思っていれば目標にすることができるでしょう。

また「エクスポージャーを行う行動を決めるとき」も同様です。宿題にするエクスポージャー課題は、本人が「達成できるもの」でなければなりません。もし達成できないエクスポージャー課題を設定してしまったら、その練習がうまくいかないどころか、本人のやる気を損なう結果になりかねません。その行動が「できそうか」、本人が「やりたいか」の判断ができるのは、やはり本人だけです。

本人の意思を尊重し本人と共同作業で行うというのは、当たり前のことのようですが、場面緘黙のようにコミュニケーションを取りづらい相手とだとついおろそかにしてしまうことがあります。丁寧にコミュニケーションをとりながらカウンセリングを進めていきましょう（コミュニケーション方法の工夫については第3章参照）。

### 原則2 「できること」だけを考え実践する

| 「できること」だけを考え実践する | ＝ | 「できないこと」はしようとしない |
|---|---|---|

　当事者だけで練習をしようとしたときに、失敗してしまいがちなのがこの部分です。もし設定した課題が難し過ぎれば、やろうと思っても上手くいきません。実際にやろうとしたとき**に確実に実行できる行動を考えましょう。**

　「目標」は遠くにあっても構いません。しかし、実際に取り組む一つひとつの課題は「できること」（成功すること）になるようにしましょう。できたことを、少しずつでいいのでコツコツ積み重ねていくことが大切です。

　エクスポージャー課題の設定方法や、目標と宿題との関係については第5章で説明します。

### 原則3 ゴールを向いて進んでいく

　【原則2】を守って上手な課題設定をして、エクスポージャーが達成できたとしても、**進んでいる方向が間違っていたらゴールにはたどり着けません。**

　このため、ちゃんとゴールの方を向いて進んでいるかを意識しておくことが大事です。「この宿題はどんな意味があるんだろう？」と自問してみてください。すぐに答えが浮かばないようなら方向が間違っている可能性があります。

　ただし、**ゴールまでの細かいステップをはじめからすべて考えておく必要はありません。**実際のステップがどうなるかはそのときになってみないと分からないので、進んでいる方向さえあっていれば大丈夫です。

　また、練習していく中でゴールが変わってくることもあります。ですのでゴール自体の見直しもためらわず行いましょう。目標の修正については第4章（70ページ）で説明します。

## 「できること」を考えるのは、なかなか難しい

　目標へと向かうプロセスは、よく山登りに例えられます。確かに似ているところもありますが、「話す練習」は登山のように一歩一歩進んでいくことがなかなかできません。

　歩くとき、一歩の大きさは身体の構造から決まっています。それに、二歩同時に進んだりはできません。登るべき道もある程度決まっていることが多いでしょう。

　つまり、登山では「できること」がはじめから明確であり、あとは一歩ずつ進んでいけばいつかは頂上にたどり着けます。


　「話す練習」は違います。

　「できること」だけを実践するというのが理屈では分かっていても、実際の生活場面でそれを具体的に思い描き、さらにそれを自分の力で修正しながら練習を進めていくというのは、容易なことではありません。一歩ずつ進んでいくための「できること」を考えるのが、とても難しいのです。

　場面緘黙のある人や保護者が、自分自身の力だけで症状を改善するのが難しいのは、ここに理由があると私は思っています。


　そこで臨床家の出番です。

　「次にどんな練習に取り組むか」を考えるときに、本人だけでは思いつかない様々な選択肢を提案することが臨床家の大事な役割です。選択肢がたくさんあれば、それだけ最適な「スモールステップ」を選び取れる可能性が高まるでしょう。

　このときに臨床家に求められるのは、引き出しの多さや発想の柔軟さです。現実的に限られた条件や制約の中から最適なスモールステップにつながる選択肢を提案するときこそ、臨床家としての腕の見せ所ではないでしょうか。

## 6　この本を読む場面緘黙当事者の方へ

　ここまでの内容を読んでみてどうだったでしょうか。この本の内容がご自分に当ては
まっていて、練習の内容もイメージできそうだったらぜひ挑戦してみてください。

　その際、できればあなただけで練習に取り組むのではなく、専門家\*の力を借りてく
ださい。【原則 1】で説明した通り、この本では本人と臨床家との共同作業を重視して
います。あなたが臨床家と一緒に取り組むことができれば、より効果的に話せる場面を
広げて行くことができるはずです。

### 1）なぜ専門家の力を借りた方がよいのか

　私が専門家の力を借りた方がよいと考える理由は、その方が「楽だから」です。

　「話す練習」は一人だけではできません。学校や職場の誰かの力を借りなければなら
ないからです。また様々な可能性や選択肢を考え、その中から最適だと思うものを選ぶ
ことが求められます。そういうときに専門家の力が借りられれば、自分一人で考えるよ
りももっといいやり方が思いつけると思います。

　また多くの場合、専門家はあなたの頑張りを認めて、励ましてくれます。長い練習の
道のりを一人っきりで進むのは大変ですが、一緒に進んでくれる人がいれば心強いはず
です。

### 2）場面緘黙に詳しい専門家がいないとき

　場面緘黙に詳しい専門家は確かにまだ多くありません。しかし心理職や他の専門職の
多くは、長い養成期間を経て資格を取得し、その後も日々研鑽に励んでいるプロフェッ
ショナルです。そういう方に、ぜひこの本の内容を紹介してみてください。

　心理療法やカウンセリングの基礎をしっかり理解している方なら、この本の内容を理
解していただければ、「話す練習」を手伝ってもらえると思います。

---

\*「専門家」　例えば、公認心理師、臨床心理士、言語聴覚士（ST）、医師、特別支援学級や通級、特
　別支援学校の担当者、教育相談所や発達相談センターの専門職、等。特にこの中でカウンセリング
　に直接関わる人を本書では「臨床家」と呼んでいます。

## 3）専門家の力を借りられないとき

　それでも、この本を読んでくださる場面緘黙当事者の方の中には、様々な事情があって自分だけでやらないといけない方もいると思います。高校生なので自分で専門機関にかかりづらいとか、親にも相談できないという方もいるでしょう。

　この本で提案するプログラムは、正しく理解して慎重に実践すれば、専門家の力をそれほど借りなくても自分で行うことができます。この本を読んでみて、もしあなた自身の力でできそうだと思ったら、ぜひ試してみてください。あなたに「話せるようになりたい」という気持ちが強く、よい練習の方法を考えることができれば、きっと上手くいきます。

　ただしその場合、**この本の内容をよく読んで、なるべくその通りに実践すること**をお勧めします。特に、【原則2】と【原則3】は必ず守ってください。

　また「第2部　実践編」の内容は少し難しいところもありますが、よく読んで理解しておいてください。必要なときに必要なところを詳しく読む、という読み方で構いません。

　内容がしっかり理解できていれば、上手くいかなかったときに「どこでつまずいているか（＝どこまではできているか）」「どこに原因があるか」を考えることができます。原因が分かっていれば、その原因のあるところまで戻って対処方法を考えられると思います。

## ４）「緘黙症状の改善」以外の問題について

「プログラムの目的」で述べた通り、この本の内容は「緘黙症状の改善」に限定されています。あなたの抱えている問題が複合的であったり、緘黙症状以外の問題の方が大きい場合は、この本の内容はあまりお役に立てないでしょう。

それでももしかしたら、以下の可能性はあるかもしれません。

### ①話せる場面が増えることで改善する問題がある

話せないことから二次的に生じてくる問題はたくさんあります（例えば職場の人間関係や、アルバイトができない、○○に挑戦できない、など）。このため、話せる場面が増えるとそれに関連して他の問題も少し改善されることがあります。

### ②「話す練習」に取り組むことで、自分自身にもよい影響がある

「話す練習」が上手くいくことで、積極性が向上したり、自信がつくという人は多いようです。話せる場面が増えることで不安症状も軽減した、という人もいます。

「話す練習」の二次的な効果はまだ検証していないので分かりませんが、話すこと以外の部分にもよい影響がある可能性は考えられます。

### ③「話す練習」に取り組むことは、他の問題解決にもつながる

緘黙症状の改善を目指す過程で、その他の複合的な問題にアプローチできる可能性もあります。

例えば、「そもそも人との関わりがない」という人を仮定してみましょう。その人がもしそれでも「話せるようになりたい」と思ってカウンセリングを受けたとしたら、どうなるでしょうか。臨床家は何とかして「練習相手になってくれる人はいないか」を考え、様々な提案をしてくれるでしょう（私だったらそうします）。

つまり、「話す練習」を主訴にカウンセリングを行う場合でも、純粋に「話す練習」だけを取り出してアプローチするわけではないのです。結果として、他の問題の解決にもつながるという可能性があります。

また、第７章にも関連することを書いておきましたので参考にしてください。

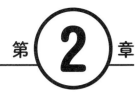

第2章

事 例

# 専門学校を休学して
# アルバイトを始めた小百合さん

　この本のプログラムの雰囲気を分かっていただくために、まずは一人の事例を紹介します。細部は修正してありますが実在の方をモデルにしていて、大まかなストーリーはほとんど変えていません。本人の許可を取って書かせてもらいました。なお登場する人物はすべて仮名です。

**事例の概要**

　小百合さんは中部地方に住む19歳の女性。私の相談室までは車で1時間半くらいの、県内では比較的規模の大きな町に住んでいます。絵を描くことが好きで、休みの日はよく小さなスケッチブックを持って散歩に行くそうです。高校を卒業して、デザインの専門学校に通っています。

　小さい頃から人見知りが強かったそうですが、家ではおしゃべりで面白いことを言って家族を笑わせることもあるそうです（私はまだそういう姿を見たことはないのですが）。ただ学校や人の多いところに行くととても緊張してしまい、家に帰るとぐったり疲れていることも多かったそうです。

　小百合さんは保育園までは声を出すことができていました。小学校高学年のときに現在の居住地に転居しましたが、この頃から学校で緊張することが増え、体が固まってしまうこともあったとのことです。

　小百合さんが学校で話せなくなったのは小学5年生のときです。クラス替えで仲の良い友達と離れてしまったことや、担任の先生が声の大きな男性で、クラスの児童を注意する声が怖かったことも影響したようでした。中学や高校では、仲の良い友達や養護教諭、スクールカウンセラーなど限られた相手とは話せましたが、集団の中で話したり、授業中に声を出したりすることはできませんでした。

　高校卒業後は、自宅から電車で30分くらいのところにあるデザインの専門学校に通うことにしました。本人の中で「話せるようになりたい」という気持ちがあり、受験の面接で声を出すことができたそうです。同じ学年の学生は13名おり、うち女性は小百合さんを含めて6名、男性が7名です。

　医療機関へは、小学生の頃に大きな総合病院に通院したことがありましたが、今は通っていません。

　私の相談室への来談は専門学校 1 年生の 6 月でした。「学校に通うのが辛い」「この先どうなるか分からず不安」という主訴で、本人ではなく母親からの依頼でした。このとき学校で声が出せる相手は、専門学校の教師 2 名と女子学生 1 名のみでした。

## 事例（前半）

### セッション 1

201X 年 6 月

参加者：小百合さん、母親、筆者（2 回目からも全て同じのため、以降参加者は省略）

SMQ（場面緘黙質問票）の項目を大人向けに改変した質問紙の得点の平均：

A 学校や職場：0.7、B 家庭や家族：2.4、C 社会的状況：1.4

※この質問票については【第 3 部　資料編 115 ページ】を参照

---

**アセスメント**　小百合さんは母親に伴われて来談しました。私（高木）には声を出すことはできず、聴き取りはほとんど母親から行いました。筆談によって小百合さんに回答を求めると、簡単な内容なら書いて答えることができました。

　初回は 1 時間くらいかけて丁寧な聴き取りを行いました。まず現在の状況として、話せる相手や普段の家での様子を確認しました。話せる相手については、祖父母や親戚、学校の人、近所の人、家族と外出した際の様子なども聴き取っていきました。

　次に、生育歴を詳しく確認していきました。小百合さんの場合は小学生の頃まで学校でも話せていたことや、中学・高校でも話せる相手がいたことから、この辺りの情報はかなり詳しく把握していきました。時折、事実関係や本人に確認が必要なことについては直接本人に聴きました。

　その後、現在の専門学校での様子を詳細に聴き取りました。話せる・声が出せる相手や場面、授業や学校の様子、関わりのある先生や学生のことなども確認していきました。

　最後に、本人自身の思いや考えも聴き取りました。小百合さんは筆談では答えることができたので、こちらからの問いかけに詳しく答えてくれました。以上の聴き取りを踏

まえ、本人の中に「話せるようになりたい」「今の自分をなんかとしたい」という気持ちがあることがしっかりと確認できたので、話す練習に取り組むことにしました。

**宿題：目標を考える**　話せるようになりたい相手を聞いたところ、筆談で「はるかさん（友達）」「専門科の先生」を挙げてくれました。そこで、この人たちと「どんなときに（場所や時間など）話せるようになりたいか」を考えてきてもらうことを宿題に出し、この日のセッションは終了しました。

---

## セッション2

201X 年 7 月

質問紙の得点の平均：A 学校や職場：0.8、B 家庭や家族：2.2、C 社会的状況：1.2

---

**目標を決める**　小百合さんは宿題にしていた「目標」を書いてきてくれました。目標は「クラスの友達と話せるようになりたい」でした。そこでまず、この目標をもう少し具体的にするために、小百合さんと相談を始めました。

はじめに、この「友達」とは誰かを確認したところ、小百合さんは 5 名の女性の名前を書きました。クラスは小百合さんを除くと女性は 5 名なので、全ての女子学生です。そこで、この 5 名とはどのくらい仲が良いのかを確認したところ、少し仲の良い子が 1 名で、4 名はあまり関わりがないそうでした。また少し声を出せたことはあるが、会話ができる相手はいないとのことです。

そこで、以下の 2 点について話し合いながら具体的にしていきました。

① 〈クラスの友達〉とあるが、この 5 人全員と話せるようになることを目指すか、それともこの中の誰か

② 〈話せる〉というのは、具体的には「どんな状況で」「どんなことが」できるようになりたいということか

①については、名前が挙がったのは最も仲の良い「はるかさん」でした。②については、「楽しくおしゃべり」できるようになりたいとのことでした。

そこで、当面の目標を以下のように設定することにしました。

**目標：「学校などで、はるかさんと楽しくおしゃべりができるようになりたい」**

**宿題を考える：不安階層表の活用**　目標は「学校ではるかさんとおしゃべり」ですが、はじめからこれができるわけではありません。そこで、まず最初の一歩として行う練習（エ

27

クスポージャー課題）を一緒に考えました。

　まず私から、スモールステップの作り方について話しました。図を描いて、「人」「場所」「活動」を組み合わせてスモールステップを作る、という考え方を説明しました。（詳細は第5章参照）

　この場合は、それぞれ以下のような候補が考えられます。

☐　人：はるかさんと、はるかさんや先生と、はるかさんや他のクラスメイトと、はるか
　　　　さんのいるところでお母さんと、など

☐　場所：学校の教室で、学校の廊下で、学校の他の部屋で、学校の外で、学校の近くの
　　　　喫茶店で、駅や電車の中で、自宅で、など（さらに、朝、休み時間、授業中、放
　　　　課後、などの「時間」と組み合わせる）

☐　活動：声であいさつをする、返事をする、聞かれたことに答える、自分から話しかけ
　　　　る、授業中に声を出す、録音した音声を聞かせる、ボイスメッセージを聞かせ
　　　　る、会釈をする、筆談をする、手紙や交換日記を書く、LINEやメールを送る、
　　　　など

　これらを組み合わせて現実的にありそうな場面をいくつか作り、小百合さんにそれぞれの場面の不安レベルを評価してもらいました。不安レベルの評価には「不安階層表」を用いました（29ページを参照）。

※不安階層表については第5章84ページおよび第8章119ページを参照

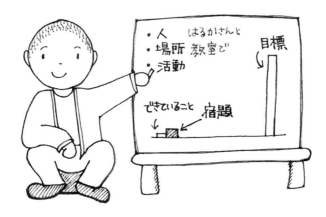

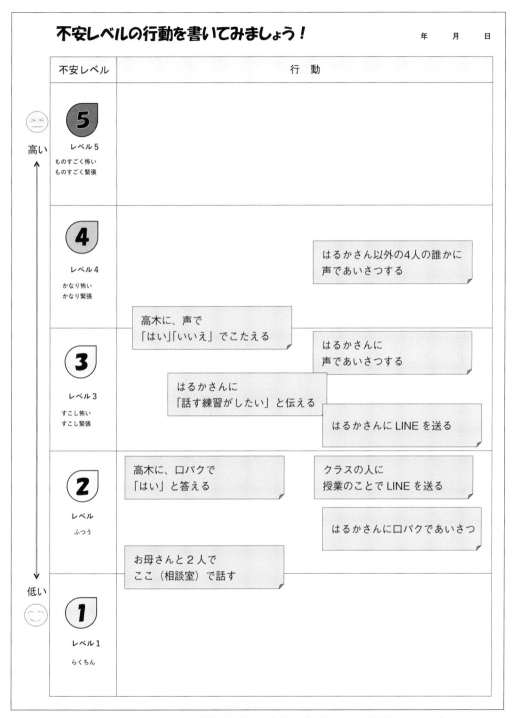

**不安レベルの行動を書いてみましょう！**　　　　年　　月　　日

| 不安レベル | 行　動 |
|---|---|

高い ↑

**5** レベル5
ものすごく怖い
ものすごく緊張

**4** レベル4
かなり怖い
かなり緊張

はるかさん以外の4人の誰かに
声であいさつする

高木に、声で
「はい」「いいえ」でこたえる

**3** レベル3
すこし怖い
すこし緊張

はるかさんに
声であいさつする

はるかさんに
「話す練習がしたい」と伝える

はるかさんにLINEを送る

**2** レベル2
ふつう

高木に、口パクで
「はい」と答える

クラスの人に
授業のことでLINEを送る

はるかさんに口パクであいさつ

お母さんと2人で
ここ（相談室）で話す

低い ↓

**1** レベル1
らくちん

セッション2で用いた不安階層表（小百合さんが不安レベルを評価したもの）

　不安階層表を見ると、「すこし怖い／すこし緊張」の「レベル3」には、3つの付箋が貼られています。このうち、「はるかさんに声であいさつする」は、実際には学校の中ではるかさんと2人になる場面があまりないとのことでした。直接よりもLINEの方が不安が少ないとのことだったので、同じレベル3にある「はるかさんにLINEを送る」から行うことにしました。また、次回までにどんなことならはるかさんとできそうか、考えてくることにしました。

　**宿題**「はるかさんにLINEを送る（10回を目標に）」「はるかさんを相手に話す練習をするなら、どんな場面がよさそうか考えてくる」の2つを宿題にしました。次のような記録用紙を小百合さんに渡し、次回までに行ったことを記録してくるように伝えました。

| 日付 | 人 | 場所 | 活動（状況の説明） | 不安レベル |
|------|-----|------|-------------------|-----------|
|      |     |      |                   |           |
|      |     |      |                   |           |

図　記録用紙（一部）

※記録用紙については第5章87ページ、および122ページを参照

## セッション3

201X年9月

質問紙の得点の平均：A 学校や職場：0.8、B 家庭や家族：1.8、C 社会的状況：0.6

---

　**宿題のふり返り、目標の修正**　小百合さんの書いてきた記録を元に、宿題のふり返りを行いました（次のページを参照）。

　記録を見ると、前回宿題にした「はるかさん」とのLINEや関わりが全くありません。このことについて小百合さんや母親に聞いてみました。母親の話では、普段の学校生活の中であまり接点が作れなかったことと、はるかさん自身もコミュニケーションに少し苦手さがあることが理由のようです。このため、はるかさんと話せるようになるという目標は修正した方がいいかもしれない、と考えました。

　また「山本先生」や「長瀬先生」のように、前回のセッションでは名前が挙がらなかった人が書かれていたので確認すると、卒業した高校の文化祭があったとのことでした。

文化祭では高校の先生と会って話すことができ、当時は話せなかった先生にも声であいさつができたそうです。

| 日付 | 人 | 場所 | 活動（状況の説明） | 不安レベル |
|---|---|---|---|---|
| 7 月 4 日 | 山本先生 | ○○高校 | 文化祭で話した | 1 |
| 7 月 4 日 | 長瀬先生 | 〃 | 〃 | 2 |
| 7 月 4 日 | ○○さん | 〃 | 〃 | 1 |
| 7 月 4 日 | 他の先生方 | 〃 | あいさつをした（声を出して） | 2 |
| 7 月 5 日 | ○○ちゃん | 家 | LINE で文化祭の話をした | 3 |
| 7 月 6 日 | 梅田先生 | 学校のろうか | 先生に呼ばれて、いろいろ話した | 3 |
| 7 月 6 日 | 井上先生 | 帰り道 | 悩みを相談した | 3 |
| 7 月 7 日 | 佐藤先生 | 保健室 | 「はしを貸してください」と言った | 2 |
| 7 月 11 日 | 山本先生 | 家 | 電話で話した | 1 |

　記録の残りは専門学校の先生たちとの関わりでした。特に、担任の井上先生（男性）とは週に 3 日くらいは話せる機会があり、単語や短い文でなら話すことができるそうです。他の人がいると話せませんが、2 人だけなら話しやすいとのことでした。また専門科目の梅田先生（女性）は、話を聞いてくれたりして話しやすいそうです。

　そこで小百合さんと相談し、目標を次のように修正しました。

**目標：「井上先生や梅田先生と、学校で話せるようになりたい」**

**宿題とするエクスポージャー課題を考える**　前回同様、宿題とするエクスポージャー課題を相談しました。今回は不安階層表は使わず、声と文字のやりとりだけで「人」「場所」「活動」を考えることができました。

　先生と 2 人だけになる機会があれば特にテーマを決めなくても会話ができそう、ということだったので、「井上先生」「梅田先生」と（人）、「教室で、先生と 2 人だけのとき」（場所）、「話をする」（活動）にしました。

**宿題**　「井上先生や梅田先生と話す（機会を作ってもらうって行う）」を宿題にしました。回数は、「週 3 回、次回までに 12 回くらい」としました。

　宿題を行うためには話す機会を作ってもらう必要があるので、小百合さん自身から井上先生や梅田先生に、紙に書いて直接頼むことにしました。

**セッション4**

201X 年 11 月

**宿題のふり返り** 記録を見ると、宿題とした「梅田先生」との話す練習はされていますが、担任の「井上先生」とは記録がありません。事情は次の通りでした。

「前回カウンセリングで話したことを受けて、井上先生に練習についてお願いにいった。しかし、練習を拒否されてしまった。梅田先生と練習することについても「梅田先生は非常勤の先生なので、練習をするのは無理。定時に帰らないといけないし、お金が発生する」と井上先生から言われてしまった。とてもショックで発熱し、学校をしばらく休んでしまった。実はこれまでにもひどいことを言われて傷ついたことがある。今は専門学校は休学しようかと考えている」

**カウンセリングの中断** この日は筆談もほとんどできず、聴き取りは全て母親から行いました。小百合さんは表情が固く、ずっと下を向いたままでした。

すでに小百合さんの中では「休学」という選択が固まっているようでした。私からは、「休学というのは悪い判断ではないです」「安心できる状況に身を置いて、ゆっくり休みながら心と身体のエネルギーを溜めるのが大切です」と休学することを肯定的に受け止める意見を伝えました。また先のことを考えてもらうのがよいと思い、「落ち着いてきたら、アルバイトやボランティア活動などに挑戦してみるというのでもいい」「運転免許に挑戦してみてはどうか」といった話をしました。

話す練習自体は、現状では継続することが困難なため一時中断することとし、カウンセリングについてもしばらく期間を空けて様子を見ることにしました。

結局この後約4ヶ月間カウンセリングは中断しました。小百合さんが次に相談室にきたのは翌 201Y 年 3 月でしたので、この年度中はほとんど何もできなかったことになります。

実はその間に私は小百合さんの在籍している専門学校から依頼を受け、コンサルテーションに出かけています。小百合さんの問題を重く受け止めた学校側が、「場面緘黙について詳しく知らなかったので誤った対応をしてしまった」「小百合さんにはお詫びをしたい」「場面緘黙について教職員でよく理解した上で、小百合さんが安心して通える体制を整えたい」と私に依頼してきてくれたためです。

すでに小百合さんの気持ちは「休学」で決まっていたため復学にはなりませんでした

が、学校側が理解を示してくれたことは小百合さんの気持ちを落ち着かせる要因の一つになったと思います。

　さて、その後の小百合さんはどうなったでしょうか。

## 事例（後半）

### セッション5

201Y 年 3 月

質問紙の得点の平均：A 学校や職場：0.7、B 家庭や家族：1.6、C 社会的状況：1.0

---

**やりたいことを探す**　前回のセッションは 11 月でした。しばらく休んで春になったら来年度のことを一緒に考えましょう、という約束にしてあり、4 ヶ月間ぶりの来談となりました。

　久しぶりに会う小百合さんは、前回よりは元気そうでした。このときは「休憩中」と自分で表現してくれて、来年度（4 月以降）のことなどはまだ何も考えられないとのことでした。当面は、「やりたいことを探す」のが大事だということを小百合さんや母親と確認して、「時間をかけてゆっくりやりたいことを探しましょう」と話しました。

　話の中で、ボランティア活動ならできるかもしれないという気持ちがあることが分かったので、地域の社会福祉協議会（社協）の窓口を紹介しました。その他は、成人式（この地域は夏に成人式がある）のための着物を見に行っていることや、近くにできたケーキ屋さんのことなどを主に母親と話して終了にしました。

### セッション6

201Y 年 5 月

---

**アルバイトに挑戦**　4 月になってから、ボランティア活動として、社協で紹介された地域の清掃活動に参加してみたそうです。ですが、一緒に活動している人たちが話しかけてくるのが負担で、1 回行って終わりになってしまいました。その他は、家の周りを散歩したり、家事を手伝ったりして過ごしたそうです。スケッチが好きなので、家の近くの色々

なものを描いたと言っていました。

　また「アルバイトをしたい」という思いがあり、カウンセリングの2週間くらい前に、近くの会社の工場に見学に行ったとのことでした。

　私からは、前と同様に「安心できる状況に身を置いて、ゆっくり休みながら心と身体のエネルギーを溜めるのが大切であること」を伝えました。またアルバイトについては、「話す練習をするためにも社会的な関わりはあった方がよい」「話すべき内容が限定されている仕事は取り組みやすい」「お金が得られれば使う機会を作ることになるのだから、とてもよいこと」と話し、できそうならぜひやってみるように勧めました。

---

## セッション7

201Y年7月

質問紙の得点の平均：A 学校や職場：1.7、B 家庭や家族：1.8、C 社会的状況：1.2

---

**アルバイトを始めた**　小百合さんは、6月の終わりから近所のパン工場でアルバイトを始めたとのことでした。

　大きな製パン会社の工場なので、勤務中はほとんど声を出すことはありません。休み時間は同僚の女性数名（年上）と過ごしており、いい人たちばかりで話しやすそうな雰囲気だということでした。まだ「お疲れさま」などと小声で言えるくらいで、声が出せる場面はかなり限られていますが、職場の人と話したいという気持ちはとても強いようでした。

　私は、すぐに話す練習に本格的に挑戦すると負担が大きくなってしまうと考えたので、「しばらくは今のバイト先に慣れることが大事」「心と身体の準備ができてきたら、話す練習を始めましょう」と伝えました。こういうときは、焦ってどんどん挑戦するよりも、やや慎重に進めていった方がいいと考えています。

　ただ、小百合さんの話せるようになりたい気持ちはとても大切なことなので、次回のカウンセリングに向けた宿題を出しました。「話す練習を始めることになるかもしれないので、もしできるようなら前と同じように「目標」を考えてくるように」と話しました。

## セッション 8

201Y 年 8 月

質問紙の得点の平均：A 学校や職場：1.7、B 家庭や家族：2.0、C 社会的状況：1.4

---

**アルバイトでの様子**　アルバイトは引き続き、週に 4 日行くことができているそうです。この時点でアルバイト先で（あいさつ程度でも）声が出せる相手は 3 人とのことでした。

　職場で必要なことが言えなくて困る場面もあるとのことですが、やり甲斐をもってアルバイトができているようでした。

**目標を決める**　改めて、話す練習を開始することを小百合さんと確認しました。

　まずは目標を設定します。同じ職場で特に話しやすい相手は経理を担当している大江さん（女性）だそうです。小百合さんの考えた目標は次の 3 つでした。

　　**目標：「大江さんと緊張せずに話がしたい」**

　　**目標：「職場の人と緊張せずに話がしたい」**

　　**目標：「大きな声で話せるようになりたい」**

　すでに大江さんや他数名とは声を出すことができているため、「緊張せずに」「大きな声で」というところに特に重点を置くことにしました。

**宿題**　小百合さんによると、あまり小さなステップに区切らなくても大江さんなら声が出せそうだということでした。そこで、「機会を作ってもらい、大江さんと 2 人で話す」「職場の人になるべく自分から話しかける（あいさつや分からないことを聞くなど）」を宿題にしました。回数は、大江さんとは 2 日に 1 回（週 4 日勤務なので週に 2 回）、他の人には週に 2 回くらいは話しかける、としました。

　練習をするには、大江さんに理解して協力してもらう必要があります。そこで小百合さんが自分から話す練習のお願いをすることにしました。

## セッション9

201Y 年 10 月

質問紙の得点の平均：A 学校や職場：1.7、B 家庭や家族：1.8、C 社会的状況：1.2

**宿題のふり返り**　この回の記録は過去最高で、1ヶ月半の間に 30 回分の話す行動についての記録が書かれていました。小百合さんの話す練習に対するやる気を感じました。

　宿題とした大江さんとの会話は 8 回ありました。職場の他の人と話した記録も 10 回あり、大江さん以外に全部で 7 名の名前が挙がっていました。小百合さんによると、普通に話すところまではいっていないものの、この記録以外にかなり職場で話している、とのことでした。

　場所は、職場の中でも「面談室」「事務所」「会議室」など詳しく書かれていました。また大江さんとの会話では、「公園」も 2 回出てきました。これは大江さんが話す練習に協力してくれて、職場以外でも練習につきあってくれたのだそうです。

　不安レベルの自己評価は、職場の人とはほとんどが「3」で、「4」となっていることも数回ありました。小百合さんによると「少し緊張する。相手による違いはあまりない」とのことでした。

　このように詳しく確認していくと、やはり前回出てきた「緊張せずに話がしたい」ということが課題になっているようでした。これについては小百合さんは、「慣れればだんだん緊張しないようになると思う」とのことだったので、当面は同じ内容で練習を続けることにしました。

　また私からは、「どういう条件なら緊張しづらいか」を考えてみるように勧めました（例えば、緊張しない相手もいる、話す内容が「音読」なら緊張しない、職場以外の場所なら緊張しない、など）。

**宿題**　前回同様、「機会を作ってもらい、大江さんと 2 人で話す」「職場の人になるべく自分から話しかける（あいさつや分からないことを聞くなど）」を宿題にしました。回数も同程度としました。

宿題　□ 機会を作ってもらい、大江さんと 2 人で話す（2 日に 1 回くらい）
　　　□ 職場の人になるべく自分から話しかける（あいさつや分からないことを聞くなど）
　　　（週に 2 回くらい）
　　　　　　　　　　　　　　　　　　　　　　　　　201Y 年 10 月○日
　　　　　　　　　　　　　　　　　　　　　　　氏名　　○○　小百合

| 日付 | 人 | 場所 | 活動（状況の説明） | 不安レベル |
|---|---|---|---|---|
| 9 月 7 日 | 大江さん | 面談室 | 話す練習のお願いをした | 3 |
| 9 月 8 日 | 〃 | 〃 | 2 人で話した | 3 |
| 9 月 9 日 | 柳沢主任 | 事務所 | あいさつをした | 3 |
| 〃 | 大江さん | 面談室 | 2 人で話した | 3 |
| 〃 | ●●（友達） | 家 | 電話で話した | 1 |
| 9 月 13 日 | A さん（職場の人） | 事務所 | あいさつをした | 3 |
| 〃 | B さん（職場の人） | 事務所 | わからないことを聞いた | 4 |
| 9 月 14 日 | 大江さん | 面談室 | 2 人で話した | 3 |
| 9 月 15 日 | C さん（職場の人） | 事務所 | わからないことを聞いた | 3 |
| 〃 | 大江さん | 公園 | 2 人で話した | 3 |
| 9 月 16 日 | 柳沢主任 | 事務所 | 体調が悪いことを伝えた | 4 |
| 9 月 17 日 | D さん（職場の人） | 廊下 | あいさつをした | 4 |
| 9 月 22 日 | 柳沢主任 | 会議室 | あいさつをした | 3 |
| 〃 | 大江さん | 小学校 | あいさつの練習をした | 3 |
| 9 月 28 日 | E さん（職場の人） | 会社の駐車場 | お祭りであいさつをした | 3 |
| 9 月 29 日 | F さん（職場の人） | 倉庫 | 掃除をしながら話した | 4 |
| 9 月 30 日 | 柳沢主任 | 事務所 | 出勤時間の話をした | 3 |
| 10 月 4 日 | ●●（友達） | 会社の駐車場 | 電話で話した | 2 |
| 〃 | 大江さん | 公園 | 2 人で話した | 3 |
| 10 月 5 日 | 〃 | 会議室 | 2 人で話した | 3 |

※不安レベルの評価　1：らくちん／2：ふつう／3：すこし怖い・緊張／4：かなり怖い・緊張／5：ものすごく怖い・緊張

**セッション 9 で小百合さんが持参した記録用紙**

---

### セッション 10

201Y 年 12 月

質問紙の得点の平均：A 学校や職場：2.0、B 家庭や家族：2.0、C 社会的状況：1.2

---

**宿題のふり返り**　今回もよく練習してきてくれたようでした。記録されている回数は 10 回分ほどでしたが、全ての行動が書かれているわけではないとのことでした。内容は前回とほぼ同様でした。

　異なった点として、職場の大江さんとの会話練習を、小百合さんの自宅でも数回行ったとのことでした。はじめは不安レベルはあまり変わらなかったそうですが、後半では大江さんと家での会話で不安レベルが「2」ということがありました。

　また、最近不安を感じることが多いため、心療内科に通ってみることにしたそうです。

**今後について**　話す練習については、同様に続けていくことを小百合さんと確認しました。ただ、職場でかなり話せるようになってきたことや、自分でも練習のやり方（スモールステップの考え方など）が分かってきたことから、話す練習のためのカウンセリングは一旦ここで終了にすることにしました。今後はフォローアップという形で、期間をおいて様子を見ていくことにしました。

---

### フォローアップ 1

201Z 年 3 月

---

**3 ヶ月後の様子**　フォローアップとして、3 ヶ月後にお話を聞かせてもらいました。なお、この時点でも実は小百合さんは私（高木）に対して話すことがほとんどできません。ですのでここでの聴き取りも、母親を通して行っています。

　「アルバイトは引き続き週に 4 日行っている。仕事で必要なことは話すことができ、特に大江さんとは色々な『深い話』もできるようになってきた。大江さんとは話すときの不安レベルが「2」になり、緊張もしなくなった。

　ただ最近、『人が怖い』と思うことが増えた。人が怖いのは前からあり、特に学校では怖かった。特定の人というよりも『みんな同じ』に怖く（ただし家族や大江さんなど例外はある）、特に視線を怖いと感じる。心療内科には継続して通っており、服薬も始めた。

　休学している学校には戻る気にはなれないので、休学を延長するか退学するかは悩んでいる」

---

## フォローアップ 2

201Z+1 年 2 月

質問紙の得点の平均：Ａ 学校や職場：2.0、Ｂ 家庭や家族：1.8、Ｃ 社会的状況：1.0

---

**1 年後の様子** 前回からさらに 1 年後の様子についてもお話を聞かせてもらいました。この時点でも小百合さんは私（高木）に対して話すことはできませんでしたので、母親を通して聴き取っています。

「職場では話せない相手はおらず、それ以外でも緘黙状態になってしまうことはほとんどない。今、カウンセリング中に話せなくなってしまっているのはむしろ例外的である。職場では親しい友達も増え、遊びに行くこともある。仕事が楽しくなった」

以上のことから、緘黙症状の改善が継続していると判断され、フォローアップも終了とすることにしました。と言っても、今後また環境の変化などによっては話せなくなってしまうこともあるかもしれません。そういうときはいつでも連絡してくださいと小百合さんに伝えました。

## 症状の変化と考察

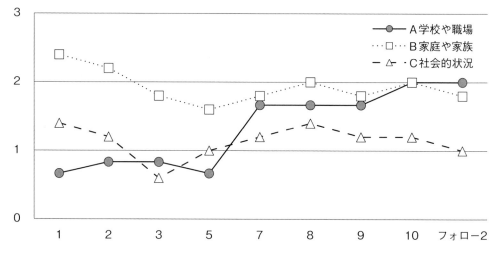

【緘黙症状】SMQ の項目を大人向けに一部改変した質問紙の得点（平均値）の変化

| 項目 | セッション1 | セッション10 | フォロー2 |
|---|---|---|---|
| 【A 学校や職場】 | | | |
| ①必要に応じて、たいていの同級生・同僚と学校・職場で話す | 0 | 2 | 2 |
| ②必要に応じて、特定の同級生・同僚（友達）と学校・職場で話す | 1 | 3 | 3 |
| ③先生・上司の問いに、声を出して答える | 1 | 2 | 2 |
| ④必要に応じて、先生・上司に質問する | 1 | 2 | 2 |
| ⑤必要に応じて、たいていの先生や学校職員、上司と話す | 1 | 2 | 2 |
| ⑥必要に応じて、集団の中や前で話す | 0 | 1 | 1 |
| 【B 家庭や家族】 | | | |
| ⑦必要に応じて、よその人が家にいても家族と話す | 2 | 1 | 2 |
| ⑧必要に応じて、慣れない場所でも家族と話す | 3 | 3 | 2 |
| ⑨必要に応じて、同居していない親戚の人（例えば、祖父母やいとこ）と話す | 2 | 1 | 1 |
| ⑩必要に応じて、親や兄弟と電話で話す | 3 | 3 | 3 |
| ⑪必要に応じて、家族でつき合いのあるよく知っている大人と話す | 2 | 2 | 1 |
| 【C 社会的状況】（学校・職場の外） | | | |
| ⑫必要に応じて、知らない相手と話す | 2 | 2 | 1 |
| ⑬必要に応じて、家族の知り合いだが知らない人と話す | 2 | 1 | 1 |
| ⑭必要に応じて、医者や歯医者と話す | 1 | 1 | 1 |
| ⑮必要に応じて、買い物や外食でお店の人と話す | 1 | 1 | 1 |
| ⑯必要に応じて、地域の集まりやサークル活動等で話す | 1 | 1 | 1 |

「A 学校や職場」では顕著な変化が見られました。休学したセッション 5 までと比較して、アルバイトを始めてからのセッション 7 以降では上昇したことが分かります。

一方「B 家庭や家族」は、セッション 1 と比較するとフォローアップ時（フォロー 2）はやや低下していました。また「C 社会的状況」も 8 以降は低下傾向が見られます。これらについては、セッション 10 及びフォロー 2 では「0」の項目はなかったことから、緘黙症状というよりも日常生活の中での人と関わる機会自体が少ないことに起因していると考えられます。

## 【解説】

小学生の頃から緘黙症状があった 19 歳の女性の事例でした。約 1 年半、10 回にわたるカウンセリングによって、顕著な緘黙症状の改善が認められました。

小百合さんの場合、専門学校の先生からショックなことを言われて休学してしまうというエピソードがありました。このような状態におかれたときには、いかに安心して過ごせる環境を整えるかが重要だと考えています。この時期は、13 ページで触れた「場面緘黙改善を目指す 2 段階のアプローチ」で考えると【段階 1】に後退した状態と捉えられます。小百合さんの場合、無理をせず休むという選択をしたことで、心身の状態を整えることができました。結果的によいアルバイト先に巡り会うことができましたが、これもしっかり休んで心身の状態を整えられたからこそだと思います。

また、その後症状が改善していったのは、「話せるようになりたい」という思いやアルバイトへの挑戦など、小百合さんの前向きな気持ちがあったためだと思います。「上手くいった」という経験がその後の継続的な取り組みへの原動力となり、よい循環が生み出されていきました。ですが、上手くいっていない状況ではこういった意欲や前向きな気持ちが生じてきづらいものです。心身の状態を見極めながら、よい循環を生み出すためのきっかけを上手に作っていくことが大切だと思います。

青年期以降になって私のところに相談に訪れる場面緘黙当事者の方も少なくありません。しかし大半は、この方のように 1 〜 2 年間カウンセリングを続けると症状が改善していきます。まだ研究が少ないですが、青年期以降であっても積極的な治療的介入によって場面緘黙の症状を改善することができることは確かだと私は思っています。ただ、どのようなケースでもこのように上手くいくわけではありません。これまでの臨床

経験から、改善に結びつきやすいのは以下のような条件が揃っているときだと感じています。

---

□　本人に「話せるようになりたい」という気持ちがあること
□　心身の準備状況が整っていること
□　カウンセリングにおいて本人とコミュニケーションが成り立つこと
□　話す練習を行うための環境があること（相手の協力など）

---

　なお、フォローアップのところでも書きましたが、小百合さんは筆者（高木）とは普通に話すことができるようにはなりませんでした。話しやすい環境が整っていれば、簡単な質問に声で答えたりすることはできますが、「普通に話せる」というところまでは至っていません。

　これはもしかしたら、小百合さんにとって私は、「話せない状態のときを知っている相手」だからかもしれません。このように、初対面の人などとはある程度話せるようになっても以前から知っている人とは話せない、という状態になることはよくあります。もしこのときに、臨床家（私）が「私と話せるようになること」にこだわってしまったら、カウンセリングは先に進めなくなってしまうでしょう。

　私が強調しておきたいのは、このように「話せなくてもカウンセリングは成り立つ」ということです。また、臨床家に対して話せるようになることが目標ではないということも、ぜひ覚えておいてください（91ページも参照）。

# 第 ③ 章 コミュニケーション方法の工夫

## 1 話せなくても、カウンセリングはできる

### 1）大切なのは「話す」ことではなく「コミュニケーション」

　この本で紹介するプログラムは場面緘黙当事者と臨床家との共同作業を前提にしています。「目標を立てる」「宿題を決める」といった共同作業を行うには、本人とのコミュニケーションが不可欠です。しかし、社会的状況で話せない状態になってしまう場面緘黙当事者とこのようなコミュニケーションを通じたカウンセリングを行うことは可能でしょうか。

　これまでの経験から私は、それは十分に可能だと考えています。なぜなら「話す」ことはできなくても「コミュニケーション」をすることは可能だからです。

### 2）このプログラムで当事者が行うのは、「質問への応答」だけ

　カウンセリングというと、一見ことばを使ったコミュニケーションとそれに基づく人間関係が不可欠なようですが、このプログラムで要求されるコミュニケーション行動はかなり限定されています。**「臨床家からの質問に答えること」だけができればカウンセリングは成り立つ**と言ってもいいでしょう。

　場面緘黙ではない人でも、「自由なおしゃべりよりも、決められたことを言うだけの方が話しやすい」という人は多いでしょう。カウンセリングはおしゃべりをしにきているわけではありません。「臨床家からの質問に答えること」だけなら、実はコミュニケーションのハードルとしてもあまり高くないのです。

　また、カウンセリングで聞かれる質問の多くは、聞き方さえ工夫すれば「はい／いいえ」だけでも答えられるものです。うなずきと首振りの表出しかできなくても「話す練習」の計画を一緒に考えることができるのです（第10章事例2 134 ページを見てみてください）。

## 2 相手の意図を正しく理解するために大切なこと

　このプログラムで要求されるコミュニケーションは「臨床家からの質問に答えること」だけと述べました。臨床家に求められるのはその答えを**正しく理解する**ことです。当事者から発せられた様々な情報をいかに感度よく受け止め理解できるかに、カウンセリングの成否がかかっています。ではどうすれば答えを正しく理解することができるでしょうか。

### １）時間をかける

　日常会話では普通、長い空白が生じることはありません。多くの人が数秒内に答えが返ってくることを期待しているでしょう。私はこの性急さがコミュニケーションを阻害する要因になっていると考えています。

　場面緘黙のある人とのコミュニケーションでは、すぐに答えが返ってこないことは多いです。しかし、時間をかければ答えが得られることもあります。そこでまずは、**丁寧に時間をかけてコミュニケーションを行う**ことを大切にしましょう。

　「時間をかける」というのは「長く待てばいい」という意味ではありません。答えをじっと待たれていると、かえって緊張して答えづらくなってしまうでしょう。

　重要なのは「大事なことなので、時間をかけて丁寧に行う」という臨床家の態度です。その背景にあるのは、「あなたのことを知りたい」という思いだと私は考えています。

#### ゆっくり話す

　第一歩は、臨床家自身が「ゆっくり話す」ことです。

　話している本人は気付いていないことが多いですが、早口で話していると相手に威圧感を与えたり、相手を急かしたり、大事なメッセージが伝わらなかったりします。

　コミュニケーションは二者の関係の中に存在します。両者の波長が合っている方がコミュニケーションは上手くいきます。**話すのが苦手な相手と向き合っているのですから、自分自身のコミュニケーションもそれに合わせて、ゆったりとした態度で話すようにしましょう。**

## 答えを待つとき

　ゆっくり話すことができたら、次はゆっくり答えを待つことです。

　いかにも「待ってます」という態度だと、相手は焦ったり、緊張したりしてしまうでしょう。じっと見つめず視線をそらす、考えてもらうときは別の作業をする、同席している保護者と会話をする、といった方法があります。

　私の場合、答えが出るまで長くかかりそうなときは「じゃぁちょっと考えてみてくださいね」と言ってその場から退出することもあります。「まず○分くらい考えてみてください」「○分になったら答えを聞きますね」のようにあらかじめ考える時間を明確に設定しておくとよいでしょう。

　また、緊張していて質問がよく理解できていなかった、ということもあります。質問の内容を分かりやすく言い換えたり、何度か強調してくり返したり、手元のメモパッドなどに書いて残す方法もあります。

## しばらく答えが返ってこないとき

　すぐに答えが返ってこないときは、少し時間をおいて再度同じ質問をしたり、質問の仕方を変えたり、考えられる選択肢や答えを提示してみたりしましょう。

　その場で答えるのが難しそうなときは、答えを宿題にしてもいいでしょう。次回までに書いてきてもらったり、メールなどで回答してもらう方法があります。

　しばらく答えがないときに、どのくらい待ったらよいのでしょうか。私自身の経験をふり返ると、10 秒くらいで質問を変えることもあるし、数分間待ってみることもあります。相手の様子（何か言いたそうな様子があるとか、手が動いているとか）や、質問の内容、その場の状況によっても変わってきます。ですので**何秒待てばよいということではなく、相手をよく観察し、状況に応じて判断するべき**だと考えています。

□　もう1回聞きますね。○○ですか？（再度同じ質問をしてみる）

□　ちょっと聞き方を変えてみますね。（聞き方や質問の内容を変えてみる）

□　この質問は答えづらいですか？／分からないですか？（「パス」できるようにする）

□　じゃぁこれはあとで考えることにしましょうか。（保留にする）

□　これは宿題にするので、次回答えを教えてください。（回答を宿題にする）

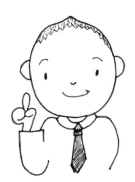

質問の仕方を変えてみる

## 2）しっかり本人に確認する

　何らかの表出があった場合も、もう一度しっかり確認してみましょう。

　表現されたことがすべて真実であるとは限りません。その場しのぎでとりあえず答えたことや、問いかけに対してただうなずいただけということもあり得ます。臨床家の肯定的なフィードバックが無意識のうちに相手の行動を強化してしまい、いつの間にか誤った事実に誘導してしまうということも起こり得ます。

　ですので**重要な事柄は聞き方を変えてくり返し問い直して、意思や事実を確認する**ことが大切です。特に気をつけてほしいのは次のようなときです。

### 保護者などから聞きとったとき

　保護者や同席している他者からの情報は、本人からの表出が少ない場合には貴重な情報源になります。私も保護者から聴き取りを行うことはよくありますし、本人が声で話せる場合でも先に保護者に話してもらって概要をつかむことは多いです。

　ですが保護者から聴き取りをした後には、必ず本人に確認を求めましょう。特に本人の意思に関わる部分についての確認は重要です。「保護者が思っている『本人が困っていること』」と「本人が困っていること」は大きく違っていることもあります。「どんな

ことで困っているか」「誰と話せるようになりたいか」「何ができるようになりたいか」「将来の夢」などはしっかり本人の意思を確認しましょう。

　こういうときに、保護者が同席しているとかえって本当のことが言いづらいという方もいます。その場合は一時的に保護者に退席してもらうとよいでしょう。

## 質問にうなずきで答えたとき

　質問に対して本人がうなずきで答えた場合にも注意が必要です。

　うなずきは必ずしも「肯定」の意思表示ではありません。分からない内容の確認を求められたときや、知らない外国語で聞かれたとき、よく考えずに曖昧にうなずいてしまったという経験のある人は多いのではないでしょうか。

　大事な点については、反対のことを聞き直してみたり、選択肢から選んでもらって確認するようにしましょう。


□　○○ということで間違いないですね？（念を押す）

□　それとも、△△ですか？（反対のことを聞いてみる）

□　○○ですか？　△△ですか？（うなずきでは答えられない聞き方で聞いてみる）

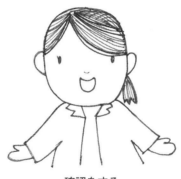

確認をする

## 3）質問の仕方を工夫する

　コミュニケーションを促進させるには、質問の仕方を工夫することも大切です。

　ここでの大事なポイントは「具体的に聞くこと」です。場面緘黙のある人の中には、「曖昧な質問」には答えづらい人が多くいます。「生年月日」のように答えが決まっているものなら答えられても、「好きな食べもの」は答えられないという方もいます（生年月日でも、「平成」や「昭和」で答えたらいいのか西暦で答えたらいいのか分からず、固まってしまうことがあるのですから）。

　具体的に聞く方法として、次のような工夫が考えられます。

□　答えが限られる聞き方をする
□　選択肢の中から答えられる質問をする
□　状況を具体的に限定して質問する
□　質問の意図を明確にして質問する

**曖昧な質問と具体的な質問の例**

| 曖昧な質問 | より具体的な質問 |
|---|---|
| 「家族は何人ですか？」 | 「今一緒に住んでいる家族は、あなたを含めて何人ですか？」 |
| 「話しやすい先生はいますか？」 | 「担任の先生と保健の先生ではどっちが話しやすいですか？」<br>「中学校では声が出せた先生は何人ですか？　小さい声でもいいので、声が出せた先生の人数を教えてください」 |
| 「職場で話せる人はどのくらいいますか？」 | 「職場の中で、小さい声でもいいので、声が出せる相手はいますか？」<br>「職場の中で、分からないことなどがあったときに、自分から話しかけられる相手はいますか？」 |
| 「職場からはどうやって帰りますか？」 | 「職場から家まで帰るときは、何か乗り物には乗りますか？」（状況を限定している）<br>「お店で話す練習をすることを想定して考えてみてください。職場から家まで帰るまでの間に、週に2回くらい立ち寄れそうなコンビニやお店はありますか？」（質問の意図を明確にしている） |

# 3　筆談をするときの工夫

　筆談は、時間はかかりますが丁寧に行えば話しことばとほぼ同等の情報量をやりとりできるすぐれたコミュニケーション手段です。

　その場でやりとりをしながら行う「リアルタイムの筆談」と、メールなどを介した「時間差のある筆談」があります。

## 1）筆談の道具

　筆談をするための道具には、ノートやメモ帳、電子機器などがありますが、「本人にとって使いやすいもの」を使うのが一番です。本人が持ってきたものや普段使っているものがあればそれを使うようにしましょう。

　私の場合、「ブギーボード」という電子メモをいつも置いておいて使えるようにしてあります。ブギーボードは、タッチペンで書ける電子メモで、ボタン一つですぐに消せるのが特徴です。記録する機能のあるものもありますが、私は書いて消すだけのものが使いやすいと思っています。

　スマホやタブレットを使うこともできますが、カウンセリングではあまり高度な機能は必要ないので私は使っていません。もちろん本人がスマホに入力するのがしやすいとか、普段使っているアプリがあるといった場合は、その方法を使ってもらうとよいでしょう。

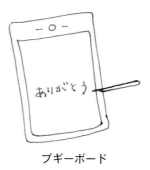

ブギーボード

## 2）書きやすくする工夫

筆談では「いかに本人にとって書きやすい環境を作るか」が大切です。

書いているところを凝視されたら誰でも書きづらくなります。書き順や字の間違いを気にする方もいます。話しことばに比べて筆談は時間がかかるので、十分な時間をとって、余裕をもって書けるような雰囲気を心がけましょう。前節（45ページ）で説明した答えの待ち方の工夫を参考にしてください。

臨床家がいると書けない場合でも、一時的に退室すれば書けることがあります。戻る時間を5分後など予告してから退出し、その間に書いてもらうようにするとよいでしょう。

## 3）時間差のある筆談

その場で書くことが難しければ、自宅で書いてきてもらうこともできます。手紙やワークシート、連絡ノート、メールなど様々な手段があります。

リアルタイムでの筆談より時間はかかりますが、自宅にいるときは緘黙症状がない方が多いので安心して書けるというメリットがあります。また十分に推敲して書けるので、より詳細な内容を伝えやすくなる点もメリットとして挙げられます。

---

**話せる当事者とのコミュニケーションの際の配慮**

場面緘黙当事者の中には、初めて会う人や、必要最低限の場面、または医師などの専門家に対しては声が出せる方もいます。このためカウンセリングのときは話しことばでコミュニケーションが成り立つこともあります。

しかし、声が出せても自由に話せるわけではありません。私の経験でも、私に対して初めから「普通に」おしゃべりできる場面緘黙の方にはこれまで会ったことがありません。

また声でも話せるけども筆談の方が楽という方もいます。カウンセリングのときに声で話せるという方でも、本人にとってより伝えやすい条件や安心して話せる環境を整えることを心がけましょう。

---

# 4　保護者などを通じたコミュニケーション

カウンセリングの際に話せないだけでなく非言語的な表出もできなくなってしまう方もいます。このような場合、保護者や支援者と一緒にきていることがほとんどだと思います。保護者などを介して本人の意思を聴き取れるように工夫しましょう。

臨床家がいるときは答えられなくても、臨床家がいない状況なら意思の表出ができることがあります。質問をしてから一時的に部屋を出て待ってみるとよいでしょう。

## 手順

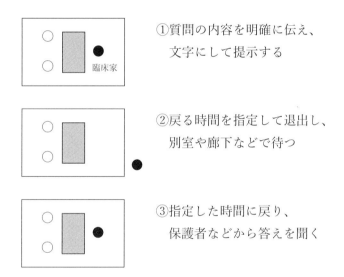

①質問の内容を明確に伝え、
　文字にして提示する

②戻る時間を指定して退出し、
　別室や廊下などで待つ

③指定した時間に戻り、
　保護者などから答えを聞く

私の場合、1回の退室時間は 5 〜 10 分くらいとすることが多いです。また 1 回につき 2 つくらいの質問に答えてもらいます。1 回で質問 2 つ分の答えを得ることができれば、この手続きを数回踏むだけでもかなりの情報が得られます。

緘黙症状が強く、このような方法でも答えが得られない場合は、質問への回答を「宿題」にしましょう。「話す練習」に取り組む意思がある方であれば、家に帰ってからの回答を期待できます。質問の内容を文字に残しておくとともに、「いつどのように回答するか」（次回のカウンセリングに回答用紙を持参する、メールなどで報告する、など）を明確にしておきましょう。

### 分かりやすく聞いて、しっかり待つ

　1回の答えは限られたものでも、時間をかけて丁寧にコミュニケーションを続けていけば多くの情報を得ることができます。

　コンピュータの情報は0／1のデータでできています。「はい／いいえ」の2択でも5回質問をすれば理論的には32通りの組み合わせを作ることができます。「その他・分からない」などを加えて3択にすれば、5回の質問で243通りの答えが存在することになるでしょう。

　このように、「はい／いいえ」や選択肢だけの質問でも、数を重ねていけば十分な情報を得ることができます。次の架空のやりとりの例で考えてみましょう。

【状況】目標（誰と話せるようになりたいか？）を検討しているとき

Q1　まず、「話す練習」に取り組みたいと思いますか？（はい／いいえ）

→「はい」

Q2　では目標を考えてみましょう。誰と話せるようになりたいと思いますか？　例えば学校の先生ですか？　それとも友達ですか？　またはそれ以外の人ですか？（3択）

→「先生」

Q3　先生ですね。ではどの先生と話せたらいいですか？　担任の先生ですか？　相談室とか保健室とかですか？　それ以外の先生ですか？（4択）

→「担任」

Q4　では担任の先生と話せることを目指していきましょう。担任の先生とどんなことが話せたらいいですか？　困ったことがあったときに伝えるとか、分からないことを質問するとかですか。それともあいさつができたらいいですか。または、授業中などに質問に答えるとか。それとも他のこととか。いかがでしょうか。（5択）

→「質問に答える」

Q5　では、まずは「担任の先生からの質問に答えられるようになりたい」を目標にすることにしましょうか。

→「はい」

＊＊＊＊＊

　ここまでのやりとりで、「担任の先生からの質問に答えられるようになりたい」を目標にすることが相談できました（もちろんこれは架空の例で、実際はこの通りにいくとは限りません）。

　聞き方を工夫してしっかり答えを確認できれば、必要な情報が得られることが分かります。ポイントは、〈分かりやすく聞いて、しっかり待つ〉ことです。

# 5　実際のコミュニケーションの様子（小百合さんの事例から）

【セッション 1】の様子より　参加者：小百合さん（さ）、母親（M）、筆者（－）

（カウンセリングルームに、下記の様に座っている）

著者 ◯ □　◯ 小百合
　　　　　　◯ 母

筆者（一）　ではよろしくお願いします。小百合さんですね。こんにちは。（母に）今日は、どうやっていらっしゃいました？

母（M）　車できました。

－　そうですか。こちらの方には、よくいらっしゃるんですか？

　　（以下、母とのやりとりは省略）

－　では小百合さん、よろしくお願いします。小百合さんは何市に住んでますか？[*1]

小百合（さ）　（無言、身振りもない）

　　（20 秒くらいお互いに沈黙）

－　そしたら、これに書いてくれますか？（と言ってブギーボード[*2] を渡す）

さ　（20 秒くらい経ってから）〈松本〉　※〈　〉は筆談

－　ありがとう。松本市ですね。じゃぁここからはお母さんにお話を聞かせてもらいますね。（母に）よろしくお願いします。

M　よろしくお願いします。

－　（小百合さんに）これからお母さんに色々と詳しいことを聞いていくことになるけど、いいですか？（反応を伺う）

さ　（小さくうなずく）

－　（小百合さんに）小百合さんにも、途中で質問したりすると思うので、文字に書いたりしてもいいので、答えられたら答えてくださいね。

さ　（小さくうなずく）

－　（母親に）では、まず小さい頃から現在までの様子を教えてください。

[*1] 答えが限定された質問です。子どもの場合はよく年齢や学年から聞きます。年齢や学年は決まっているので答えやすく、指などでも表せます。また聞く前から答えを知っている場合が多いので、答えられなくてもフォローしやすいです。

[*2]「ブギーボード」はキングジムから出ている電子メモパッド。49 ページ参照。

| | 本文 | 注釈 |
|---|---|---|
| ― | 中学校の頃はどうでした？ | ここから生育歴の聴き取りなどを詳細に行います。 |
| M | 中学の頃は話せる相手が1人いました。仲が良かったです。 | 小さい頃からのことを詳しく聞いていくため、初対面では30分から1時間くらいかかります。 |
| ― | 2人とも女性？ | |
| M | そうです。 | |
| ― | 今はその2人とは？ | |
| M | たまにLINEでやりとりしているみたいです。 | |
| ― | （小百合さんに）そうですか？　LINEでやりとりしてるんですか？*3 | *3 保護者ではなく本人に確認が必要なものは本人に確認します。（LINEをしているかどうかは、母親には分からないと思うため） |
| さ | （うなずく） | |
| ― | そうなんですね。その2人とは今も話せるの？ | |
| さ | 〈話せる〉 | |
| ― | そうなんですね。どのくらい会いますか？　1ヶ月に何日とか。*4 | *4 話せる相手についての情報は重要なので、詳しく把握しておきましょう。 |
| さ | （無反応） | |
| ― | あまり会わない？ | |
| さ | （うなずく） | |
| ― | そうなんですね。（母親に）分かりました。それで……中学の頃は欠席はあまりなかったんですね。 | |
| M | ほとんど休まずに行きました。 | |
| ― | 分かりました。高校は全日制でした？ | |
| M | そうです。公立を受験したんですが、面接で話せなくて、○○市にある私立に通いました。 | |
| | （以下、母からの聴き取りは省略） | |
| ― | だいたい分かりました。ありがとうございます。（小百合さんに）では小百合さんに確認しますね。*5 小百合さんはこれまで学校ではあまり話せないでいたんですね。 | *5 生育歴等の確認が一通り終わった後、本人に意思確認を行っています。意思確認は丁寧に行う必要があります。 |
| さ | （うなずく） | |
| ― | そうですね。それで、今日はお母さんに連れられてきてもらったんですが、どうでしょう。小百合さんは話せるようになりたいという気持ちはありますか？*6 | *6 相手の様子にもよりますが、このように「はい／いいえ」で答えられる質問を重ねていくことが多いです。 |
| さ | （うなずく） | |
| ― | そうなんですね。話せるようになりたい気持ちがあるっていうことですね。では、これからしっかり計画を立てて練習していくと、話せる相手や場所を少しずつ増やしていけると思います。一緒に計画を立てて、練習してくれたら話せるようになると思いますが、やってみたいと思いますか？ | |

さ　（無反応）*7

— いきなり聞かれたら答えづらいですね。もう少しちゃんと説明しますね。小百合さんは、ここまでの話だと、専門学校の先生やお友達、それから中学のときの友達とは話すことができているんですね？

さ　（小さくうなずく）

— 今日は緊張してると思いますが、でも書いて答えるのはできますね。ということは、小百合さんは全然話せないわけではなくて、相手によっては意思を伝えることができるっていうことですね。*8

（反応がないので、少し間を置いて話し続ける）

— 小百合さんは「話せる相手がいる」わけです。ということは、計画を立てて練習していけば、例えば話せる相手を少しずつ増やしていったり、今話せる相手とももっと沢山おしゃべりしたりできるようになっていくと思います。

（少し相手の反応を確認して）

— と言っても、じゃぁ今ここでいきなり「私と話してみようか」って言っても、それはできないですね。そうではなくて、一緒に考えながら、「こういう相手だったら話せるかもしれない」とか、「こういうときには声が出せるかもしれない」みたいに考えて、できそうな計画を少しずつ実行していきます。

（図を示しながら）*9

— ちょっとこれを見てください。（左端を示しながら）今はここの状態です。家でお母さんや家族と話すことはできますね。（右端を示して）でも学校に行ったときに、クラスの中で話すのはすごく難しいですね。そしたら、（1 段ステップ（黒い棒）を描いて）今の状態から、少しだけ難しいステップを考えて、それに挑戦すればいいわけです。つまり、いきなりできないことに挑戦するんじゃなくて、「できること」を少しずつ積み上げていくということです。

（少し相手の反応を確認して）

— このときに大切なのは、まず「目標」をちゃんと考えることです。*10「目標」っていうのはとても大事です。話すっていうのは必ず相手がいますね？　一人で壁に向かって話しているわけじゃないですね。「先生と話せるようになりたい」とか、「クラスの○○さんと話せるようになりたい」とか、話す相手が決まってないと、練習しづらいですね。だからもし「話す練習」をしていくとしたら、まずは目標を考えるところから始めるといいと思います。小百合さんは、話せるようになりたい相手か、「こんなときに話せたらいいな」っていうときは、何かありますか？*11

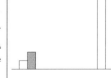

さ　（無反応）

— これはあとで聞くかもしれないから、少し考えておいてくださいね。それで、目標を立てたら、「いきなりそれをやってみよう」とするんじゃなくて、今度はその目標に向かって、「できそうなこと」を考えます。（図の2段目の黒い棒を指して）ここのところですね。

— そのときに大事なのは、場面を「人」と「場所」と「活動」に分けて1回バラバラにします。「お母さんと」とか「学校で」とか。それで、それを組み合わせて、このステップを作ります。[*12]

— 例えば、今日ここにくるとき、部屋に入るまではお母さんと話すことができていましたか？[*13]

さ　（うなずく）

— そうですね。では、もし今ここで、私がこの部屋から出て行って、お母さんと2人だけになったら、お母さんと話せそうですか。

さ　（うなずく）

— そうなんですね。これも1つのステップです。「この相談室で、お母さんと、話す」。ではそのときに、ドアが少し開いてたらどうでしょう。廊下には誰もいなくて、私も立ち聞きしたりはしないけど、ドアを少しだけ開けて話すのだと、話せそうですか？[*14]

さ　（うなずく）

— そうなんですね。こんな風にして、人と場所と活動を組み合わせると、小さいステップが作れるんです。「活動」っていうのは、そのときにすることのことです。

— 「話す」っていう活動にも色々あって、一番難しいのは「雑談」です。何でもおしゃべりしていいよって言われると、話しづらいですね。でも「お母さんと、今日の夜ご飯のことを相談してみて」って言われたら、少し話しやすいと思います。話すテーマが決まっていたり、内容が決まっていたりした方が話しやすいです。だから一番簡単なのは「音読」とか「決まったセリフ」やあいさつとかです。（まだ説明があるのですが、あとは省略します）

— ……ということで、この話す練習に取り組んでみたらどうかと思うんですが、どうでしょうか？[*15]

さ　（無反応）

[*12]「人」「場所」「活動」の組み合わせについて説明しています。

[*13] 具体的に「できていること」を確認していきます。

[*14] このように、「スモールステップ」の中の本当に小さいステップというのをイメージしやすいように例示しましょう。

[*15] 一通り説明した上で、本人の意思を確認します。

| | | |
|---|---|---|
| — | では今からちょっと私がこの部屋の外にでるので、お母さんと 2 人で相談してみてください。(ブギーボードに〈話す練習をしたいか〉と書く)それとね、もし話す練習をしてみてもいいかなと思ったら、誰と話せるようになりたいかも考えてみてください。(同じく〈誰と話せるようになりたいか〉と書く)いいですか。では今から 10 分後の、○○時○○分に戻ってくるので、それまでにお母さんと話し合ってみてください。*16<br><br>(2 人の反応を確認して、外に出る)*17 | *16 保護者を介して聞く方法です。51 ページ参照。<br>*17 立ち聞きはしません。ただし発音の問題や吃音などの確認が必要な場合もあります。大人の場合は、立ち聞きよりも直接本人に確認した方がいいでしょう。 |
| | (10 分後にノックして入る。ブギーボードに何人か人の名前が書いてある。) | |
| — | (どちらかというと母親に)いかがでした？ | |
| M | 練習してみたいそうです。 | |
| — | (小百合さんに)そうなんですね。ではこれから練習の方法を考えてみましょうか。 | |
| さ | (うなずく) | |
| — | (母親に)誰とっていうのはどうでした？ | |
| M | (ブギーボードを示しながら)○○さんと○○さんは、専門学校の子です。○○先生はピアノの先生。 | |
| — | なるほど。(小百合さんに)いいですね。こういう風に相手が具体的になってると、練習の方法を考えるのもしやすくなると思います。そしたら、これから一緒に、練習の具体的な方法を考えていきましょう。 | |
| さ | (うなずく) | |

第 **2** 部　実践編

## 第2部の構成

　第2部【実践編】では、プログラムの実施方法を流れに沿って詳しく解説します。

　第4章から第6章までは、おおむねカウンセリングの流れに沿っています。それぞれの段階で行う具体的な手続きを詳しく説明しました。カウンセリング中の様子を思い浮かべながら、まずは第6章までの内容をよく理解するようにしてください。

　第7章は「自分の意思で来談したのではないケースへの対応」について述べました。すべてのケースに対応できるわけではありませんが、「話す練習」以外の視点も踏まえて述べてありますので参考にしてください。

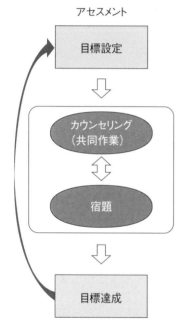

### 第4章　アセスメントから目標を立てるまで
　1　アセスメントのための視点
　2　目標に必要な条件
　3　目標を立てるためのステップ
　4　目標を修正する
　5　なぜ「目標」が必要なのか

### 第5章　エクスポージャー課題（宿題）を設定する
　1　宿題に必要な条件
　2　宿題を決定するまでのステップ
　3　練習する相手に対する説明
　4　「宿題」を効果的に行うために

### 第6章　記録をふり返り、宿題を修正する
　1　宿題の実施状況の確認
　2　次回の宿題の設定
　3　ふり返りをするときに臨床家が心がけるべきこと

### 第7章　自分の意思で来談したのではないケースへの対応
　1　本人が困っていないケース
　2　「練習すれば話せるようになる」ということを伝える
　3　社会との関わりを作り出す
　4　話すこと以外の「できるようになりたいこと」から考える
　5　本人の価値観を大切に

# 第 **4** 章　アセスメントから目標を立てるまで

## 1　アセスメントのための視点

　アセスメントは情報収集だけでなく分析や解釈、意思決定までを含むプロセス全体を指します。介入から成果のふり返りまでカウンセリング全体にわたってなされるものだと言えます。ここでは主に最初の「情報収集」に絞って述べていきます。

　この本はある程度経験のある臨床家を対象に書いていますので、生育歴や併存症、知的能力や認知機能の把握といった一般的なことについては言及しません。アセスメントにあたっては多岐にわたる情報の収集や分析が求められるのは言うまでもありませんが、ここでは緘黙症状の改善を目指す「話す練習」に特有のものに限定して説明します。

### 1）緘黙症状の把握──誰と、どの程度話せるか

　緘黙症状の把握で私が重視しているのは、「誰と、どの程度話せるか」についての詳しい情報です。関わりのある相手それぞれについての様子を正確に把握していきます。

　社会的な立場によっても違いますが、通常関わりのある相手は「同居している家族」「同居以外の祖父母や親戚」「学校や職場」「友人」「その他の所属している集団」「お店の店員や知らない人」などが考えられます。**これらの相手それぞれについて、話せるかどうか、話せるとしたらどの程度か**（普通に大きな声で会話ができる、必要最低限のことだけは言える、聞かれたことには答えられる、その人と2人だけなら話せる、など）を確認していきましょう。

　子どもの場合は家では話せる子が多いですが、青年期以降の場合は「家族とも話せない」「家族の方が話せない」という方もいます。家でもあまり話せない場合、「以前はよく話していたか」「いつ頃までよく話していたか」といった情報も確認しておきましょう。

　話せる相手とその程度が分かってくると、緘黙症状の概要がよくつかめてきます。また話せる相手と話せない相手の境界が分かることで「話せそうな相手」や「話せそうな場面」、「話す練習」の計画がイメージしやすくなるはずです。

## 2）生育歴・心身機能

　生育歴の情報は重要ですが、基本的な事柄については他の専門書を参考にしてください。ここでは、アセスメントのための視点として場面緘黙に併存することの多い疾患・障害を紹介しておきます。これらの問題の有無や程度については、丁寧に確認していきましょう。

　　□社交不安等の不安症（小学生くらいまでは分離不安も多い）

　　□ ASD（自閉スペクトラム症）　　□吃音や構音障害等の言語障害　　□知的障害

　この他、青年期以降の場合、うつ病や気分障害、適応障害などを併存するケースもあるようです。また心身の症状としてよく聞かれるのが感覚の過敏です。私の経験では聴覚や触覚、嗅覚の過敏のある方は多いです。子どもの場合、家での激しい癇癪がみられることもあります。

　また、不登校の経験があったり、対人関係や集団適応の問題から通信制高校、定時制高校等を選択している方もいます。これら自体は必ずしもマイナスのことではありませんが、「話す練習」に関係するため詳しく聴き取っておきましょう。

## 3）現在の就学・就業状況や学校・職場の様子

　現在の学校や職場での様子は、この後の「話す練習」に密接に関わります。特に「目標」と関係してきそうな事柄については詳細に把握しておきましょう。

　例えば、職場で話せるようになることを目標にした場合だったら、「上司や同僚の人数や人間関係」「業務内容・勤務形態」「休み時間はいつどこで過ごすか」などは正確に理解しておく必要があるでしょう。私の場合、よく出てくる人物については名前や性別、年代などを伺っておきます。職場の見取り図を描いてもらったこともありました。

---

**SMQ-R について**

　子どもの場面緘黙の場合、日本でよく用いられる質問紙に SMQ-R（場面緘黙質問票）があります。私の場合、症状を大まかに捉えるために活用しています。

　数値を見ながら「誰と、どの程度話せるか」「学校や職場での様子」といった詳しい情報を確認していくとよいでしょう。

※ SMQ-R については、詳しくは第 8 章で述べました。

# 2　目標に必要な条件

　このプログラムの特徴の一つは、明確な「目標」を立てることです。そこでまずはどのような目標を設定したらよいか詳しくみていきましょう。「話す練習」を効果的に進めていくためには、次の 4 つの条件を満たす目標を立てることが大切です。

**目標に必要な条件**

① 「話すこと」に関係する目標であること
② 「誰と」「どのような状況で」「どのような行動を」が明確であること
③ 数週間から半年くらいで達成できそうであること
④ 「やってみたい」と思う目標であること

## ①「話すこと」に関係する目標であること

　「話すこと」に関係しない目標とは、例えば「結婚できるようになりたい」「○○大学に通いたい」「働けるようになりたい」のようなものです。話すこと以外を目標にしてしまうと、容姿や学力、資格、経済力など多様な要素が関係してきてしまい、本人の努力だけでは達成が困難になってしまいます。このため目標は、「話すこと」に関わるものを選ぶことにしましょう。

　もちろん、本人のニーズがあるのならそれとしっかり向き合うのが臨床家の務めです。「話すことと直接関係していないので扱えません」と言ってしまうわけにはいきません。そういうときは、そこに「話すこと」がどう関わるかを考えましょう。

□　デートのときに相手の人と楽しく**会話を続けられる**ようになる
□　授業などで**複数人での話し合いができる**ようになる
□　面接で**聞かれたことに適切な声で答えられる**ようになる

　これなら「話すこと」に関連した目標と言えそうです。

　もちろんこれができても、その人が結婚できるようになるかは分かりません。それでも、緘黙症状が改善して相手と楽しくおしゃべりできるようになったなら、臨床家の責任はある程度果たされたと言えるでしょう。

## ②「誰と」「どのような状況で」「どのような行動を」が明確であること

これらが明確になっていると「話す練習」を考えやすくなります。

また目標を具体的に設定しておくことは、達成できたのかを判断するためにも必要です。例えば目標を「同僚と話せるようになる」にしてしまった場合、特定の一人の同僚に返事ができれば達成したことになるのか、同僚全員と会話ができることを目指すのかが分かりません。達成できたかの判断のためにも、「誰と」「どのような状況で」「どのような行動を」を明確にしておきましょう。

## ③数週間から半年くらいで達成できそうであること

ある程度高い目標を立てるのはよいことですが、達成までに数年かかるような目標を立ててしまうのはお勧めできません。

もしはじめに考えた目標が2年くらいかかりそうだったら、その前の段階を考えてみましょう。カウンセリングを実施する間隔にもよりますが、まず数週間から数ヶ月、長くても半年くらいで達成できそうな目標を設定しておくとよいでしょう。

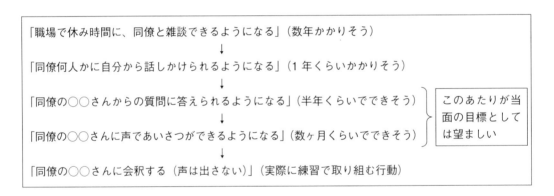

## ④「やってみたい」と思う目標であること

目標達成までには時間がかかります。長い期間練習に対する動機が持続できるには、本人が「やってみたい」と思えるものでなければなりません。

そのためには、その目標が本人自身から出てきたものであることが大切です。先生や親の提案した目標であっても、本人がしっかり納得できるものでなければなりません。

## 【事例の解説】

　では、小百合さんが立てた目標はどうだったでしょうか。目標に必要な条件①〜④に
あてはまるかを見ていきましょう。

　小百合さんは、カウンセリングの中で何度か目標の再設定を行っています。小百合さ
んの立てた目標を表にまとめてみました。

### 小百合さんが立てた目標

| セッション 2 | 「学校などで、はるかさんと楽しくおしゃべりができる ようになりたい」 |
|---|---|
| セッション 3 | 「井上先生や梅田先生と、学校で話せるようになりたい」 |
| セッション 8 | 「大江さんと緊張せずに話がしたい」 「職場の人と緊張せずに話がしたい」 「大きな声で話せるようになりたい」 |

### 目標に必要な条件

① 「話すこと」に関係する目標であること
② 「誰と」「どのような状況で」「どのような行動を」が明確であること
③ 数週間から半年くらいで達成できそうであること
④ 「やってみたい」と思う目標であること

　①は、いずれも満たしていることが分かります。

　②については「どのような状況で」「どのような行動を」がやや抽象的です。

　③については、初めの2つの目標は練習自体がうまくいかなかったため達成できて
いませんが、再開後のセッション8で立てた目標についてはその後の様子からおおむ
ね達成できていることが分かります。

　④については、これだけの情報でははっきりと言えませんが、いずれも本人自身から
出された目標であり、特に3つ目については本人の主体的な取り組みが見られているの
で、条件が満たされていると考えてよいでしょう。

　ということで、②に関してもう少し具体的な目標の方がよかったのではというのが反
省点として挙げられそうです。しかし、カウンセリングの中では相手や状況がある程度
明確に想定されているので、おおむねよい目標だと言ってよいでしょう。

## 3　目標を立てるためのステップ

　では、条件①〜④を満たす目標を立てるには、どのようにしたらよいでしょうか。具体的なステップを 3 段階で示しました。

**Step 1**　「誰と」話せるようになりたいかを考える
↓
**Step 2**　「どんな状況で」話せるようになりたいかを考える
↓
**Step 3**　条件①〜④を満たしているかを確認する

### ▶▶▶ Step 1　「誰と」話せるようになりたいかを考える

　場面緘黙の症状は「家族とは話せる」「○○さんとは話せない」のように特定の人との関係の中で生じています。話すという行為には必ず「相手」が伴います。このため、**目標を考えるときにはまず「誰と」話せるようになりたいかから考えていきましょう。**私がカウンセリングを行う際には、個人名まで挙げてもらうことが多いです。

　目標にする相手は、初めから一人に絞る必要はありません。何人か候補となる人を挙げてもらってもよいでしょう。「学校の先生」「職場の同僚」のように、特定の個人ではなく複数の人が当てはまるものでも結構です。

　また特定の相手が思い浮かばないときは、「授業で発表するときに」「コンビニで買い物をするときに」「職場であいさつをするときに」のように場面を考えてもらってもよいでしょう。

| 「誰と」の例 | 「どんな時に」の例 |
|---|---|
| □ ○○さん（友達） | □ 友達にあいさつができるようになりたい |
| □ 担任の先生 | □ 先生に返事ができるようになりたい |
| □ 職場の同僚の 3 人 | □ 職場で質問ができるようになりたい |
| □ コンビニの店員さん | □ お店で買い物ができるようになりたい |

## ▶▶▶ Step 2 「どんな状況で」話せるようになりたいかを考える

次に、目標とする相手と「どんな状況で」話せるようになりたいかを考えていきます。またそのときにイメージされている「話す」というのがどのような行動かも、具体的にしていきましょう。

以下の2点から考えてみるとよいでしょう。

☐ いつ・どこで

☐ 何を（どのような行動を）

---

**例1 「○○さんと話せるようになりたい」をより具体的にしてみる**

○○さんに会ったときに、あいさつができるようになりたい
○○さんに何か言われたり聞かれたりしたときに、返事ができるようになりたい
○○さんに自分から話しかけられるようになりたい
○○さんと休み時間に雑談ができるようになりたい

**例2「担任の先生と話せるようになりたい」をより具体的にしてみる**

担任の先生に、朝会ったときに声であいさつができるようになりたい
担任の先生に、授業中に答えられるようになりたい
担任の先生に、困っていることを話せるようになりたい

**例3「職場で質問ができるようになりたい」をより具体的にしてみる**

職場で、分からないことがあったときに上司の○○さんに質問ができるようになりたい
職場で、仕事のことについて隣の○○さんに聞けるようになりたい
職場で、電話がかかってきたときに相手に名前や連絡先を聞けるようになりたい

**例4「お店で買い物ができるようになりたい」をより具体的にしてみる**

コンビニ（近所の○○マート）で、おでんが買えるようになりたい
美容院の予約の電話ができるようになりたい
駅の売店で「Suica でお願いします」が言えるようになりたい

---

## ▶▶▶ Step 3　条件①〜④を満たしているかを確認する

「誰と」「いつ・どこで」「何を」を組み合わせて、具体的な目標を考えることができたでしょうか。「2　目標に必要な条件」で説明した条件①〜④に照らし合わせ、これを目標として設定してよいかを確認してみましょう。

## 目標を考えるためのワークシート

| 【Step1】 「誰と」（またはどんなときに）話せるようになりたいか |
|---|
| 誰と話せるようになりたいですか？ |

| 【Step2】 「どんな状況で」話せるようになりたいか |
|---|
| いつ・どこで、何ができるようになることを目指しますか？ |

| 【Step3】 次の条件に当てはまるかをチェックしてみましょう |
|---|
| □ 「話すこと」に関係している目標である<br>□ 「誰と」「どのような状況で」「どのような行動を」が明確になっている<br>□ 数週間から半年くらいで達成できそうである<br>□ 「やってみたい」と思う |

| 【目標】 |
|---|
|  |

考えた日　　　　　　　年　　　　月　　　　日

名前＿＿＿＿＿＿＿＿＿＿＿＿＿＿＿＿＿＿＿＿＿

## 【事例の解説】

　小百合さんが目標を立てるときに、どのような手続きを踏んだかをふり返ってみましょう。セッション 2 の様子を引用します。

---

**目標を決める**　小百合さんは宿題にしていた「目標」を書いてきてくれました。**目標は「クラスの友達と話せるようになりたい」**でした。そこでまず、この目標をもう少し具体的にするために、小百合さんと相談を始めました。

　はじめに、この「友達」とは誰かを確認したところ、小百合さんは 5 名の女性の名前を書きました。クラスは小百合さんを除くと女性は 5 名なので、全ての女子学生です。そこで、この 5 名とはどのくらい仲が良いのかを確認したところ、少し仲の良い子が 1 名で、4 名はあまり関わりがないそうでした。また少し声を出せたことはあるが、会話ができる相手はいないとのことです。

　そこで、以下の 2 点について話し合いながら具体的にしていきました。

①〈クラスの友達〉とあるが、この 5 人全員と話せるようになることを目指すか、それともこの中の誰かか

②〈話せる〉というのは、具体的には「どんな状況で」「どんなことが」できるようになりたいということか

　①については、名前が挙がったのは最も仲の良い「はるかさん」でした。②については、「楽しくおしゃべり」できるようになりたいとのことでした。

　そこで、当面の目標を以下のように設定することにしました。

**目標：「学校などで、はるかさんと楽しくおしゃべりができるようになりたい」**

---

　小百合さんが考えてきた目標の案をもとに、「誰と」「いつ・どこで」「何を」についてより詳しく検討している様子が分かります。このプロセスによって、当初の目標の案から以下のように「目標」が設定されました。これによって、条件②（明確である）についてより具体性が増したことが分かります。

　**（検討前）「クラスの友達と話せるようになりたい」**

　　　↓

　**（検討後）「学校などで、はるかさんと楽しくおしゃべりができるようになりたい」**

# 4　目標を修正する

　目標を意識して練習を行うことは大事ですが、最初に立てた目標にこだわり過ぎるとかえって上手くいかないこともあります。一度立てたらそれを絶対に守るのではなく、むしろ練習の進展に応じてどんどん変えていくものだと考えておきましょう。

## １）最初に立てた目標が最良のものとは限らない

　目標を修正していく必要があるのは、最初に立てた目標が必ずしも最良のものとは限らないためです。

　まず、**最初から臨床家に本音で全て話せるわけではありません**。自分の願望を人に伝えるのは誰でも抵抗があります。「話せるようになりたい相手」を人に伝えるというのは、とても勇気が要ることです。また、数回会っただけの臨床家に対して、「何とか協力しないと」という思いからその場しのぎで出された目標である可能性も考えられます。

　またカウンセリングの場面はとても緊張します。**緊張する場面では、思っていることを上手に伝えられなくなってしまいます**。

　それから、そもそも**自分の希望や願いを全て自覚できているわけではないのです**。実際に試してみて、「やっぱり好きじゃなかったかも」という経験は多くの人にあるのではないでしょうか。

　ですので、最初に立てた目標が一番いい目標でない可能性は、十分にあるのです。

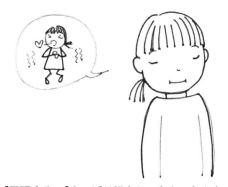

「緊張する」「やっぱり好きじゃなかったかも」

## ２）目標自体をまめに確認する

　私の場合は、よくカウンセリングの中で目標を確認することにしています。

　例えば宿題を確認するときに、「○○さんは○○という目標で話す練習をしていたんですよね。やってみてどうでしたか？」というような言い方で記録用紙を見せてもらいます。そのときに、次のような様子で練習自体が全く行われていないこともあります。

　□　機会がほとんどなかった、環境が整わなかった
　□　他の行動の記録はあるのに、目標に向けたエクスポージャーが全然行われていない
　□　記録用紙自体が提出されない（忘れた、紛失した、など）

　せっかく前回のセッションで考えた宿題なのに、それが全然できていなかったら臨床家としてはちょっとがっかりしますね。「この人はやる気があるんだろうか」と感じてしまうこともあります。

　でもそれは、もしかしたら本人にとっては**「やっぱりこれはやりたくない」というサインなのかもしれません**。そういうときに一度立てた目標にこだわりすぎてしまうと、本人はとても辛くなってしまいます。上記のような様子が見られたら、目標を考え直すことも検討してみましょう。

## 【事例の解説】

　小百合さんの場合は、セッション 2 で目標を立てていますが、実際に宿題をしてみるとこの目標はあまりよくなさそうだということに気付きました。それに気付けたのは、宿題にした「はるかさん」との LINE や関わりが全くなかったからです。そこでセッション 3 では早速、目標を修正しています。

　しかし小百合さんの場合、セッション 3 で立てた目標もやってみると上手くいかず、その後修正することになってしまいました。結局ちゃんと練習に取り組める目標が立てられたのはセッション 8 になってからでした。

　しかしこの目標の修正は、必ずしもマイナスのものではありません。もしセッション 2 やセッション 3 で立てた目標に臨床家や小百合さんがこだわりすぎてしまったら、きっといつまでも宿題にしたエクスポージャー課題ができず、練習が進んでいかなかったでしょう。

　こういう場合は、柔軟に「目標がよくなかったのかも」と思い直すことも大切です。むしろ小百合さんの事例では、目標を柔軟に修正することで、結果としていいゴールにつながっていったと考えることができそうです。

小百合さんが立てた目標の変化

| セッション 2 | 「学校などで、はるかさんと楽しくおしゃべりができるようになりたい」 |
| --- | --- |

↓

| セッション 3 | 「井上先生や梅田先生と、学校で話せるようになりたい」 |
| --- | --- |

↓

| セッション 8 | 「大江さんと緊張せずに話がしたい」<br>「職場の人と緊張せずに話がしたい」<br>「大きな声で話せるようになりたい」 |
| --- | --- |

# 5　なぜ「目標」が必要なのか

## 話すという行為には「相手」がいる

「話す練習」のイメージとして、「話す力」というコップに水を溜めることを考えてみましょう。このプログラムでは左のイラストのように、**「話す力」全体を高めることによって様々な場面で自然に話せるようになることを目指していくのではありません。**

場面緘黙は、**「話す力があるにも関わらず、特定の社会的状況で話せなくなる」**という状態です。つまり「話す力」自体はすでにもっています。ある状況（家など）では話せるのに、他の状況（学校や職場など）では話せないという状態だと考えるとよいでしょう。

話すという行為は「相手」がいてはじめて成り立ちます。「家族のAさんとは話せるけど、同僚のBさんとは話せない」のように、相手によって話しやすさが違うのが場面緘黙の特徴です。

ですのでこのプログラムでは、右のイラストのように話せなくなってしまう相手や場面に目標を絞り、練習の仕方を考えていきます。このため「Bさんと話せるようになる」「○○の状況で話せるようになる」のように、**相手や場面を限定した目標を決めることが大事**なのです。

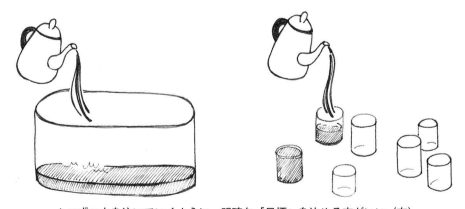

１つずつ水を注いでいくように、明確な「目標」を決める方がいい（右）

### ゴールは何か

　このプログラムで目指している「話せるようになる」とはいったいどういう姿でしょうか。ゴールを思い浮かべてみましょう。

「誰とでもペラペラおしゃべりできるようになる」
「どんな話題にも、面白い答えを返すことができる」
「どんなときでも、空気を読んで場を和ませる発言ができる」

　例えばこんな姿を思い浮かべるでしょうか？
　しかしこのように「誰とでもおしゃべりできる」というのは、誰もができるというわけではありません。場面緘黙ではない人でも、相手によって話しづらくなることや、声が小さくなってしまうことはあるでしょう。相手や状況によって話しやすさが異なるのは、誰でも当たり前のことなのです。
　ですから、こういう「誰とでもおしゃべりできる」姿というのは、とても高いところにある目標だと私は考えています。

　では、どんなゴールを思い浮かべればよいでしょうか。
　それは「どんなときに話したいか」を考えてみればよいでしょう。私がこれまで関わってきた多くの場面緘黙当事者の方を思い出してみると、「友達の○○さんと話せるようになりたい」「担任の先生と話せるようになりたい」「職場で休憩時間におしゃべりができるようになりたい」「コンビニでコーヒーが注文できるようになりたい」など話したい場面は様々でした。
　つまり具体的なゴールは一人ひとり違っているのです。話したい相手や困っている場面はみんな違うので、その人の現実にあった、より具体的で実現可能な目標を設定することが大切なのです。

# 第 5 章 エクスポージャー課題（宿題）を設定する

## 1 宿題に必要な条件

うまく目標が設定できたら、今度はその目標に向かって「今取り組むべきこと」を考えましょう。この「今取り組むべきこと」をこの本では「宿題」と呼んでいます。

宿題として設定するエクスポージャー課題に必要な 4 つの条件を説明します。

宿題に必要な条件

① 「できること」であること
② 目標に向かっているものであること
③ 「誰と」「どのような状況で」「どのような行動を」が明確であること
④ 次回のセッションまでに複数回実施することができること

### ①「できること」であること

「目標」と「宿題」の違いは、「できるか／できないか」です。

第 4 章の条件（63 ページ）に従えば、数週間から半年くらいで達成できそうなものが目標に設定されているはずです。言い換えれば、「目標」は現在はまだ「できない」ことです。

一方、**宿題として設定するエクスポージャー課題は、確実に「できる」ことでなけれ**ばなりません。「できないこと」を宿題にしてしまうと、必ず失敗するでしょう。これ

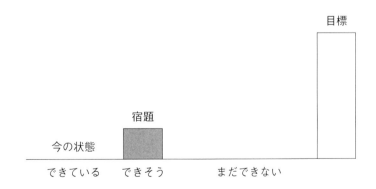

は【原則 2】（20 ページ）でも述べましたが、重要な点なので改めてここで確認しておきましょう。

　よくある「話す練習」の失敗は、この「目標」と「宿題」を同一視して、難しすぎるエクスポージャー課題を設定してしまうことから生じます。目標の達成には時間がかかります。焦らず着実に、できることに取り組んでいきましょう。

## ②目標に向かっているものであること

　いくら上手な課題設定をして、エクスポージャーが達成できたとしても、その進んでいる方向が間違っていたらゴールにはたどり着けません。

　②については【原則 3】で説明してあります。20 ページを確認しておいてください。

## ③「誰と」「どのような状況で」「どのような行動を」が明確であること

　宿題としてエクスポージャー課題を実践するためには、その状況が明確になっていなければなりません。「先生と話す練習をする」では曖昧すぎて、具体的にどういう練習をしたらよいかが分からないでしょう。練習する状況を明確にする方法については、次節以降で詳しく説明しています。

## ④次回のセッションまでに複数回実施することができること

　「宿題」は、このプログラムの中で実際に話す練習を行う部分です。これがある程度の回数実行できないと、話す練習として成り立ちません。

　例えば「担任の先生と放課後 2 人だけで話す」を宿題にするとしたら、そういう機会が次回のカウンセリングまでに何回くらい作れるかを考えておく必要があります。もし 1、2 回しか機会が作れなければ、次回のカウンセリングまでにそれだけしか練習できないということになってしまうからです。

　当然相手側の都合もあるので、「次回のセッションまでに何回くらいできそうか」を現実的に見積もって宿題を設定しましょう。

## 【事例の解説】

　小百合さんが計画した宿題はどうだったでしょうか。目標との対応を見ながらふり返ってみましょう。

　②③④については、おおむね満たしていると言えるでしょう。「井上先生や梅田先生と話す」の「話す」の部分がやや曖昧ですが、このときの小百合さんの状態から考えると宿題として十分実践できるものにはなっています。

　①についてはこの情報だけでは分かりません。宿題を考える上で最も重要な条件なので、この点については丁寧な確認が必要です。次の「2　宿題を決定するまでのステップ」で説明しましょう。

小百合さんが立てた目標と計画した宿題の例

| | 目標 | 宿題 |
|---|---|---|
| セッション2 | 「学校などで、はるかさんと楽しくおしゃべりができるようになりたい」 | 「はるかさんに LINE を送る（10 回を目標に）」 |
| セッション3 | 「井上先生や梅田先生と、学校で話せるようになりたい」 | 「井上先生や梅田先生と話す（機会を作ってもらう）：週3回、次回までに12回くらい」 |
| セッション8 | 「大江さんと緊張せずに話がしたい」 | 「機会を作ってもらい、大江さんと2人で話す：2日に1回（週4日勤務なので週に2回）」 |

宿題に必要な条件

① 「できること」であること
② 目標に向かっているものであること
③ 「誰と」「どのような状況で」「どのような行動を」が明確であること
④ 次回のセッションまでに複数回実施することができること

## 2　宿題を決定するまでのステップ

条件①〜④を満たす宿題を考えるには、どのようにしたらよいでしょうか。これまでの私の経験をもとに、具体的なステップを示しました。

---

**行動の候補を考え、不安レベルを評価する**

Step 1　「人」と「場所」を組み合わせて場面を考える
　↓
Step 2　その状況で行う「活動」を考える
　↓
Step 3　考えた行動の不安レベルを「不安階層表」を用いて評価する

---

　↓　Step1〜3 をくり返し、5〜8 個程度の行動の不安レベルを評価する

---

**「宿題」として行う行動を決定する**

Step 4　不安階層表のリストから、実施できる行動を選択する
　↓　＊相手や学校の協力が得られるか、必要な回数が行えるか、などを確認
Step 5　宿題を確認し、記録用紙を渡す

---

## 「人」「場所」「活動」の組み合わせ

このプログラムでは「人」「場所」「活動」を組み合わせてスモールステップを作るという方法を用いています。「人」「場所」「活動」を組み合わせるのは、マクホルム他著『場面緘黙児への支援』やかんもくネット著『場面緘黙Q＆A』でも紹介されているスタンダードな方法です。また他の本では「刺激フェイディング法」や「会話はしご」として紹介されているので、参考にしてください。

【人】その場面に誰がいるか、話す相手は誰か、人数、など
【場所】場所や時間の違いや、同じ場所における条件の違い
【活動】話すことに関連する様々な行動、話す以外のコミュニケーションや行動

> 組み合わせの例
> 先生や他の生徒のいない朝の教室で、○○さんと2人で、声を出してあいさつをする
> 　（場所）　　　　　　　　　　　（人）　　　　　　（活動）
>
> 休憩時間に事務室で、同僚の○○さんと2人のときに、ドラマの話題で話しかける
> 　（場所）　　　　　　　（人）　　　　　　　　　（活動）
>
> 仕事の帰りに駅で人がたくさんいるところから、お母さんに、電話をかけて話す
> 　（場所）　　　　　　　　　　　　　　　　（人）　　　（活動）

「人」と「場所」に比べて、「活動」がどういうものかは少しイメージしづらいと思います。話す（声を出す）という「活動」には様々な難易度のものがあります。「活動」を上手に組み合わせることによって、同じような場面でも難易度の異なるステップを作り出すことが可能になります。「活動」の例は 82 ページに挙げておきましたので参考にしてください。

## ▶▶▶ Step 1　「人」と「場所」を組み合わせて場面を考える

### 1）「人」を決める

　「人」は選択肢が限られていることが多いので、これを先に決めてしまうと先が考えやすくなります。はじめから「目標」で設定した相手を対象に練習する方法もありますが、家族などの「話せる相手」を対象にして練習していくこともできます。

#### 「話せる相手」を対象にする場合

　「話せる相手」は人によって異なりますが、家族と話せるという方は多いでしょう。小学生だったら「母親と放課後に教室で音読をする」という方法がよく使われます。これは「すでに話せる相手に対して、**まだ話せない場所で、話す練習をする**」という意味があり、これによって「教室」が「話せる場所」になることが期待できます。

　大人でも、家族や職場の協力が期待できる場合はこの方法も視野に入れておくとよいでしょう。親が実際に職場まで行かなくても、「母親と職場で休憩時間にテレビ電話で話す」のような方法も可能です。

#### 「話せない相手」を対象にする場合

　「話せない相手」を対象にする場合は、これだけですでにかなり難易度が高いので、「場所」と「活動」の難易度をできるだけ低く設定することになるでしょう。

　また「話せない相手」と「話せる相手」を組み合わせて練習する方法もあります。「担任からの質問に母親を通じて答える」「話せない○○さんがいる部屋で、話せる○○さんと話す」のように、「話せない相手」がいる場面で行うこともできます。

#### 話しやすい相手は人それぞれ

　家族なら話しやすいかというと、必ずしもそうではありません。「母親がいるとかえって話せない」「知らない人の方が話しやすい」という方もいます。「人数は 2 人がいいか 3 人がいいか」「異性がいいか同性がいいか」といった条件も人によって違ってきます。本人とよく相談して相手や人数を決めましょう。

## ２）「場所」を決める

「人」が決まると、それと連動して「場所」もある程度限定されてきます。例えば「担任の先生と 2 人で」なら場所は「教室」や「相談室」などに限られてくるでしょう。

### 「どこで」以外の要素

「場所」には、「どこで」という要素以外に、その場所を構成する条件の違いも含まれます。例えば同じ教室という場所でも、「ドアや窓が空いているか」「外から見えるか」「カーテンが開いているか」「廊下に人がいるか」「騒音」「匂い」などの条件によって難易度も変わってきます。

---

**場所の例**

事務室、休憩室、廊下、建物の外、コンビニ、通学・通勤路、近くの喫茶店
駅、電車の中、自宅（自分の部屋、リビング、玄関……）　など

**条件による違いの例**　放課後の学校の教室で

・先生は　いない／隣の部屋にいる／廊下にいる／教室の端にいる／隣にいる
・廊下に人は　いない／いないが声は聞こえる／たまに通る／いる
・教室の環境は　ドアに鍵がかかっている／ドアが閉まっている／ドアが開いているがカーテンは閉まっている／カーテンが少し開いている　など

---

### 「いつ行うか」を考える

場所を考える際には、**「時間」をいつにするかを考える**と具体的なイメージがしやすくなります。練習の内容にもよりますが、一般的には練習を行うのは「休み時間」や「放課後」「終業後」が多いと思います。

### 長い時間よりも、短い時間でたくさん行う

学校や職場で行う場合、場所や時間には様々な制約があります。現実的な制約を考慮し、何時から何分間ならできるかなど、実施可能な計画を立ててください。練習は長い時間行う必要はありません。**短い方が、練習する相手も時間を取りやすくなります。**短すぎるとせかされているようで安心できませんが、15 分から 30 分もあれば十分でしょう。慣れてくれば「毎日 5 分」のような設定の仕方もできます。

## ▶▶▶ Step 2　その状況で行う「活動」を考える

　「人」と「場所」の組み合わせを考えたら、難易度の異なる様々な「活動」を組み合わせてみましょう。「人」と「場所」の組み合わせに対して 2 ～ 5 種類くらいの「活動」を組み合わせた案を作ってみるとよいでしょう。

「活動」の例

### 話す・声を出す行動

・書いてあるものを読む（教科書や資料の音読など）
・決まっていることばを言う（号令、セリフなど）
・聞かれたことに返事をする（「はい」と言う、あいさつを返す、など）
・答えが決まっている質問に答える（「誕生日は？」「通っていた高校は？」など）
・好みや意図に関する質問に答える（「好きな○○は？」「したいことは？」など）
・ことばを使うゲームをする（しりとり、クイズ、など）
・決まったテーマについて話す（好きな○○について、など）
・自分から声を出してあいさつをする
・授業中や会議中に考えたことを発言する
・電話やビデオ通話で話す
・自分から話しかける
・雑談をする　など

### 直接声を出さないコミュニケーション

・口パクをする
・会釈をする
・手紙や交換日記を書く（書いておいたものを渡す）
・LINE やメールを送る（目の前で／離れたところで）
・あらかじめ書いてあるメモなどを渡す
・メモをその場で書いて渡す
・聞かれたことに文字で書いて答える
・筆談でやりとりをする
・録音した音声を聞かせる・ボイスメッセージを聞かせる
・話している様子の動画を見せる　など

### コミュニケーション以外の行動

・ドアを開ける　・部屋に入る　・荷物を棚に置く　・メモをとる
・食事をする　　・トイレに行く　・着替えをする　　　など

「人」「場所」「活動」の組み合わせの例

友達と家で遊ぶ：家に○○さんに遊びにきてもらって話す（ロパク／なぞなぞ／
　UNO ／カルタで札を読む、など）

親と学校で話す：放課後に誰もいない教室で母親に教科書の音読をする（または、
　夏休みなどに、担任が廊下にいるとき／担任が教室にいるとき、母親と話す／担任か
　らの質問に対して母親に答える、など）

学校・職場で話す：○○さんと休み時間に図書室で話す（または、登下校のときに
　／登校・出勤したときに／帰るときなどに、教室／相談室／特別支援学級の教室／校
　庭／休憩室／駐車場などで、質問／あいさつ、など）

電話などで話す：外出先から家族に電話して話す／テレビ電話で話す（カメラの
　ON ／ OFF や映像の映り方を変える、音声 OFF の状態で声を出す）／オンラインゲー
　ムをしながらボイスチャットをする／ LINE のボイスメッセージを送る

文字でのやりとり：○○さんと交換ノートでしりとりをする（または、LINE ／メー
　ル／オンライン会議の文字チャットなどで、質問に答える／質問をする／「一言メッ
　セージ」を書く／クイズを出す、など）

録音する：夜、担任の先生からの質問の答えを IC レコーダーに録音する（または、
　朝家を出る前／車で通学途中などに、クイズを出す／宿題の○○を読む／今日の出来
　事を話す／今日の予定を話す／「聞かせるところ」をイメージしながら録音して消去
　する、など）

録音を聞かせる：教室でクラスのみんなに録音した発表を聞かせる（または、担任
　の先生／○○さん／複数人などに、自分のいないところで／いるところで／職員室で、
　スピーカーから／イヤホンから、ボイスチェンジャーで音声を加工して、など）

お店で：混んでいない時間にコンビニで「ホットコーヒーの S お願いします」と
　注文する／駅の売店で買い物をするときに「Suica でお願いします」と声に出さ
　ずに（Suica を見せれば対応してもらえるので）言う／食券で注文するお店で一人
　で食事をする／美容院に予約の電話をする、など

その他：YouTube や音声配信サービスで不特定多数の相手に向けて話す／ SNS で
　自分の体験談を発信する／当事者の集まりなどで自分のことを話す、など

## ▶▶▶ Step 3　考えた行動の不安レベルを「不安階層表」を用いて評価する

　ある程度行動の選択肢を考え出すことができたら、「不安階層表」（資料編参照）と「付箋」を用いてそれぞれの行動の不安レベルを本人に評価してもらいましょう。

　【Step2】までで考えた行動の一つひとつを付箋に書き、本人に渡して貼ってもらう方法がお勧めです。これを何枚分かくり返していくことで、それぞれの行動の不安レベルを把握することができます。

　ここで使っている不安階層表は 5 段階に分かれているので、私は次のように説明しています。

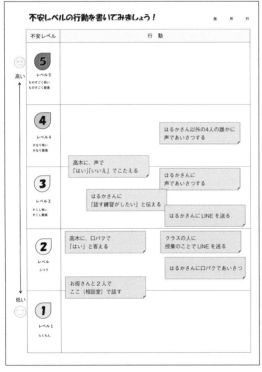

□レベル 1 ～ 2：できること
　（楽にできる、普通にできる）

□レベル 3：できるかもしれないこと
　（難しいけどやればできそう）

□レベル 4 ～ 5：できないこと
　（難しすぎる、緊張する）

　貼るときは各レベルの線の上に貼ってもよいことも説明します。

小百合さんの事例（セッション 2）の不安階層表

## 「できそうか」の確認

　ただ貼ってもらうだけでなく、その作業をしながらそれぞれが「できそうか」を把握していくとよいでしょう。特に 2 から 4 の間に貼られたものについては、「できる・できている」か、「できそう」か、「できなさそう・できない」かを 1 つずつ確認していってください。

　また**確認できた「できそうか」の情報は付箋に書き込んでいくとよいでしょう**。例えば、「できそうですか？」の質問にうなずいたり、肯定的な答えが返ってきたものは小さく○をつけておきます。

　同じレベルに貼られている付箋でも、「できそうかどうか」を聞くと異なる答えが返ってくることもあります。この作業を進めながら、本人と共同作業で「できそうなこと」を見極めていきましょう。

## 不安階層表と付箋について

　不安階層表は使いやすいものを作って使っていただければ結構ですが、私は「学校で話せない子ども達のために」で公開されている「どきどき不安きんちょう度チェックシート」の一部を用いています。詳しくは第 8 章 120 ページで説明しました。

　付箋は、2.5cm × 7.5cm くらいのものが使いやすいと思います。

## ▶▶▶ Step 4　不安階層表のリストから、実施できる行動を選択する

　ここまでくれば、できそうな行動が見えてきているはずです。レベル 3 やその前後に貼られた付箋の中から、宿題として設定する行動を本人と一緒に選びましょう。

　このときに、宿題に必要な条件（75 ページ）をしっかり満たしているかを確認しておきましょう。ここまでのステップをしっかり踏んでいれば、①と③はすでにクリアできているはずです。「**②目標に向かっているものであること**」に当てはまっているかも確認しておいてください。

　様々な行動を検討していると、目標とは直接結びつかない行動も出てくることがあります。もし②に当てはまっていなければ、もう一度前のステップに戻って考えてみましょう。

　宿題の条件①〜③がクリアできていれば、最後に「**④次回のセッションまでに複数回実施することができること**」を確認して宿題の設定は完了です。

　76 ページでも述べた通り、「宿題」はこのプログラムの中で実際に「話す練習」を行う大切な部分です。次回のセッションまでに何回実施することができるでしょうか。

　もし週に 1 回しか機会がない行動なら、次回のカウンセリングまでにできる回数は数回だけになってしまうかもしれません。カウンセリングの頻度も考え、最低でも次回までに 4、5 回くらい行える行動を宿題として設定する必要があるでしょう。

## 回数を本人と確認する

　実施する回数については、宿題を決める段階で本人とよく確認し、ある程度明確にしておきましょう。「次回までに何回くらいできそうですか？」「では次回までに 10 回はやってきてください」のように回数もしっかり本人と確認し、次項で説明する記録用紙に明記しておくとよいでしょう。

## ▶▶▶ Step 5　宿題を確認し、記録用紙を渡す

　宿題が決定したら記録用紙を渡し、次回までに実施状況を記録してくるように促します。私は下記のものを使っていますが、回数や書く項目などは使いやすいように工夫してもらえれば結構です（第8章122ページ参照）。

## 記録をつけることが大事

　記録用紙で重要なのは、何よりも本人がしっかりと記録をつけてきてくれることです。そのためには書くべき内容が明確で、簡潔なものであることが大切です。

　記録用紙に**「宿題」をはっきりと書いておく**ようにしましょう。するべきことが明確だと行動が持続されやすくなります。

　次回のセッションまでに宿題がどのくらいできそうかを大まかに計算して、ちょうど書けるくらいの量の記録用紙を渡すようにしましょう。一度に多くの記録用紙を渡しすぎてしまったり、反対に記録用紙が不足していると、練習に対するやる気をそいでしまうことにもなりかねません。

| | | | | |
|---|---|---|---|---|
| 宿題 □○○さんと○○のときに○○をする　（週に○回を目標に） | | | | |
| | | | 氏名 | 年　月　日 |
| 日付 | 人 | 場所 | 活動（状況の説明） | 不安レベル* |
| | | | | |
| | | | | |
| | | | | |
| | | | | |
| | | | | |
| | | | | |
| | | | | |

*不安レベルの評価　1：らくちん／2：ふつう／3：すこし怖い・緊張／4：かなり怖い・緊張／5：ものすごく怖い・緊張

**記録用紙の例**

# 3　練習する相手に対する説明

　「話す練習」はほとんどの場合、誰かを巻き込んで行うことになります。友達や先生、職場の人などを相手にする場合は、どのように協力を求めるかも検討しておきましょう。

## 1）説明しておいた方が練習に取り組みやすい

　相手に説明しておいた方が練習の機会を作りやすくなります。例えば担任の先生との練習を考えた場合、「運良く担任の先生と放課後の教室で2人きりになる」機会は、高校生ならほとんど0に近いでしょう。でも担任の先生にきちんと理解してもらうことができれば、週に1回くらい練習の機会を作ってもらえる可能性は十分あります。

　また相手に説明しておくことで、本人も声が出しやすくなる可能性があります。緘黙状態が持続してしまう要因として、「相手は自分のことを話さない人だと思っている」「声を出したら驚かれるのでは」といった認知が影響していることがあります。相手が「話す練習」について承知していれば声を出すことを明らかに期待している状態になるので、「話さない人だと思っている」という認知は働きにくくなるはずです。

## 2）「誰が」説明するか

　では、「誰が」「どのように」説明すればよいでしょうか。

　私の経験では、小中学生でしたら保護者が説明することが大半ですが、自分で手紙を書いて説明するということもあります。高校生以降になると自分で説明するという人もいます。

　また練習の計画を一緒に立てた臨床家が依頼状を書いてもよいですし、学校や事業所に直接電話で依頼ができるケースもあります。私の場合、その場で依頼状を作成し持っていってもらうこともあります。

　また就業形態によってはハローワークや相談機関の担当者を通じて説明や依頼を行うこともあり得るでしょう。状況や必要性に応じて柔軟に対応を考えましょう。

## 3）「どのように」説明するか

　説明にあたっては、**なるべく文書を作って伝える**ようにしましょう。

　口頭だと正しく伝わらなかったり、間違って理解されてしまうこともあります。また相手一人に伝えれば十分なこともありますが、複数の担当者に知っておいてもらった方が練習が進めやすくなることもあります。

　学校の場合は、連絡帳に書いたり手紙を渡すという方法をとることが多いようです。もちろんメールなどが可能な場合はそれでも構いません。

　職場の場合は、相手（上司など）との関係や就業形態などによってかなり変わってくると思います。状況によってはしっかりした文書を作成した上で、時間を取ってもらい対面で説明するのがよいでしょう。

　どのやり方でも、**「目的」と「練習の内容」、及び「協力をお願いしたいこと」をなるべく具体的に、かつ簡潔に（A4 用紙 1 枚で）書いておく**ことをお勧めします。


## 4）どう説明するかを考えることも、カウンセリングの一部

　私はこの「説明する」というプロセス自体も、カウンセリングの一部だと捉えています。誰にどうやって説明するかを本人と臨床家とが一緒に考えていく中で、その相手との関係についての新たな気付きがあったり、自己理解を深めることができるからです。また相手に説明するという行動自体が、練習にもなります。

　ですので臨床家は、やはりなるべく本人が自分で説明できるように、という視点を心がけましょう。

# 4　「宿題」を効果的に行うために

　ここでは、これまで述べてきたこと以外で「宿題」を効果的に行うためのヒントになることをいくつか紹介します。

## 1）「次のステップ」だけを考える

　「スモールステップ」というとゴールまでの全ての階段を思い浮かべてしまいがちですが、**考えるのは「次のステップ」（＝今回の宿題）だけで十分**です。

　ゴールまでの道のりをある程度イメージしておくのはよいですが、具体的な 1 つずつのステップまで考える必要はありません。今回設定した宿題が上手くいくかどうかもまだ分かりません。

　練習が進むにつれて「人」や「場所」が変わったり、より難しい「活動」ができるようになる可能性もあります。「次の次」の可能性だけでも限りなくあるので、ゴールまでの階段をすべて考えるのは時間とエネルギーの無駄遣いです。「人や場所や活動が広がっていけばだんだんゴールに近づいていく」くらいの認識でいれば十分です。

## 2）宿題は 1 つだけで構わない

　【Step3】で考える選択肢はたくさん必要ですが、実際に宿題として設定する行動は 1 つだけで結構です。私の場合、多くても 2 つに留めるようにしています。

　宿題はそもそも本人にとって「難しいこと」です。それがたくさんあり過ぎると、誰でも嫌になってしまうものです。臨床家としてはあれもこれもやってほしい気持ちはありますが、本当に大切なものに絞って行うようにしましょう。

## 3）「がんばらないこと」も大切

　上記の通り、宿題は本人にとって難しいことです。がんばることを考えたら、同時にがんばらないことも考えてみるとよいでしょう。

　子どもの場合、「話す練習」をする代わりに宿題を減らしたり、習い事を休んだりするといった方法を提案することがあります。大人の場合は生活していくために必要なことばかりなので「がんばらないこと」を考え出すのが難しいですが、家事を手抜きしたり、普段自分に課しているルール（ダイエットやこだわりなど）をちょっと緩めたりしてもよいと思います。

### 臨床家と話す練習を行わなくていいの？

　このプログラムでは、「話す練習」はカウンセリングではなく「宿題」のときに実施することになっています。ですので私は、臨床家を相手に「話す練習」を行う必要はないと考えています。

　臨床家と「話す練習」を行わない理由は、その人が話せるようになりたい相手は「友達の〇〇さん」や「同僚の〇〇さん」であって、臨床家ではないからです。

　臨床家からすると、臨床の場面で直接的な治療を行わないと何だか責任を放棄してしまっているように感じます。そこで「私（臨床家）とも話す練習をしてみませんか？」「ここでも音読の練習をしませんか？」といった提案をしたくなります。

　もちろんそれが練習方法として有効だったり、必要性があるならぜひ行ってください。練習の過程で「不特定多数の人と話せる」というステップの中の一つが「臨床家と話せるようになる」ということもあり得ます。またその人とあなたの間に信頼関係が生じて、「あなた（臨床家）とも話せるようになりたい」という思いが生じているなら、取り組んでみる価値はあるでしょう。

　ですが、もしそうではないなら、本人にとって余計な負担を増やしてしまうだけになる可能性もあります。

　「臨床家と話すこと」はゴールを目指すための一つの手段に過ぎません。その手段を用いるのが適当かどうかは、共同作業の中で個々に判断していけばよいでしょう。

# 第 6 章　記録をふり返り、宿題を修正する

## 1　宿題の実施状況の確認

　以降のセッションでは、宿題の実施状況のふり返りとそれを踏まえた宿題の修正を行っていくことになります。

　ここからのセッションでは、カウンセリング開始時に宿題の記録用紙を提出してもらうことにしましょう。はじめは相手が緊張していることが多いです。すぐに質問を始めるよりも、はじめにゆっくりと記録用紙に目を通す時間を作りましょう。SMQ-R などの質問紙を書いてもらっている場合は、この時間に記入してもらうことにするとよいでしょう。

### 1）前回から今回までの出来事の把握

　宿題の実施状況の前に、まずは今回までの出来事を把握しておきましょう。大きなライフイベントでも**記録用紙には直接書かれていない**ことは多いです。私の場合、記録用紙を見ながらまずは大まかに「どんな感じでしたか？」「この 1 ヶ月で何か変わったことはありましたか？」などのように聞いてみます。

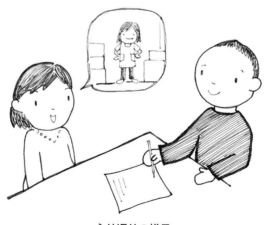

ふり返りの様子

　今回は妙に親戚が登場すると思ったら実は結婚式があったとか、急に不安レベルが高まったと思ったら実はアルバイトを始めていたということもあります。書かれていないエピソードを把握しながら、今回までの様子を理解していきましょう。

## 2）宿題の実施状況の確認

　次に宿題とした行動が実施されたか、その行動は達成されたかを確認します。情報を聴き取りながら記録用紙にメモを書き込んでいきます。

　ここでは「誰と」「どこで」「何を」を中心に、細かく正確に理解することが大切です。**そのときの様子がある程度イメージできるくらいに把握できるとよいでしょう。**例えば「先生」と書いてあったらそれがどの先生なのかを確認して、名前を書いておきましょう。

　上手くいっているエピソードには、これからにつながる重要なヒントが隠されています。上手くいったことはその背景や要因などを詳しく聴き取っていきましょう。

宿題　「はるかさんに LINE を送る（10 回を目標に）」

| 日付 | 人 | 場所 | 活動（状況の説明） | 不安レベル |
|---|---|---|---|---|
| 7 月 4 日 | 山本先生 | ○○高校 | 文化祭で話した | 1 |
| 7 月 4 日 | 長瀬先生 | 〃 | 〃 | 2 |
| 7 月 4 日 | ○○さん | | 〃 | 1 |
| 7 月 4 日 | 他の先生方 | 〃 | あいさつをした（声を出して） | 2 |
| 7 月 5 日 | ○○ちゃん | 家 | LINE で文化祭の話をした | 3 |

（高校の同級生、今はあまり会う機会はない）

（7/4 高校の文化祭があった。先生や友達と声で話せた（前から話せる）。緊張しない。）

（以下略）

**小百合さんの記録用紙の一部とメモの例（セッション 2）**

## 3）不安レベルの確認

　不安レベルの変化は、何が不安や恐怖のもとになっているかを理解する材料になります。同じような条件でも不安レベルが違っていることもあります。「慣れてきて下がった」「このときは相手が違った」「いつもと時間が違った」「難易度の高い行動に挑戦した」など、**不安レベルの変化が何に起因するのか**を確認しておきましょう。

# 2　次回の宿題の設定

　宿題の実施・達成の状況は、大きく以下の 3 つに分けられます。この結果によって、次回の宿題をどう修正するかを考えます。

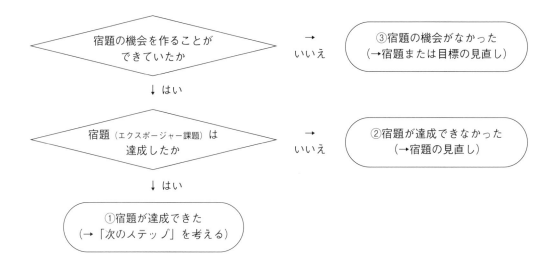

# ①宿題が達成できた場合

### 1）「次のステップ」を考える

　宿題が達成できた場合は、次のステップを考えましょう。前回と同様に本人と相談しながら、「人」「場所」「活動」いずれかの難易度を上げたものを考えてください。

　実際には、「人」の条件が変わることよりも「場所」や「活動」の条件が変わることの方が多いと思います。第 5 章の【Step1】以降を参考に、話せる場面を広げていきましょう。

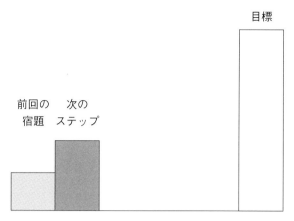

宿題に必要な条件
① 「できること」であること
② 目標に向かっているものであること
③ 「誰と」「どのような状況で」
　　「どのような行動を」が明確であること
④ 次回のセッションまでに複数回
　　実施することができること

## 2）同じ課題を行うこともある

　どのくらい難易度を上げるかは本人次第です。やってみたら意外とできそうだったということもありますし、とても慎重に少しずつ変えていくというケースもあります。

　達成できても不安レベルが高かった場合などは、同じ課題に引き続き取り組むこともできます。「次のステップ」に進むべきかどうかも、共同作業で考えましょう。

　「慣れて不安度を下げる」というねらいが明確なら、同じ課題を行っていても「進展」と言えるでしょう。同じ課題で「回数を増やす」ことも選択肢の一つです。

## 3）目標に向かうことを意識する

　次のステップを考える際に気をつけてほしいのは、宿題に必要な条件「②目標に向かっているものであること」です。「前回の宿題」とゴールとする「目標」との連続性を意識して、途中の段階に位置付くようにエクスポージャー課題を設定することが大切です。

# ②宿題が達成できなかった場合

　宿題を実施しようとしたものの達成できなかったという場合は、丁寧なふり返りが不可欠です。これに該当するケースの大半は、「思ったよりも難しかった」「いざしようとすると緊張してしまった」などの理由によると思います。その要因をしっかりと分析していきましょう。

## 1）できなかったことを責めない

　しっかり手順を踏んで宿題を設定していれば、本人が不安階層表を用いて行動の不安レベルを評価しているので、そのときは「できる」と感じていたはずです。そのときは「できる」と思ったものの、実際にやってみると「思ったよりも難しかった」ということでしょう。

　こういうとき、決して本人を非難してはいけません。**そのときはできると思っても実際にはできなかった、というのは誰にでもあることです。**「できると思ったけど、実際にやってみたら難しかったんですね」と共感的に捉える態度が大切です。

## 2）できなかった理由は何か――「人」「場所」「活動」の視点から見直す

　まず本人はできなかった理由を自覚できるでしょうか。もし**その理由を自覚して言語化できるようなら、より自己理解が深まったことになります。**その場合はたとえ宿題ができていなくても一歩前進したと言えるでしょう。

　はっきりとした理由が分からなくても構いません。「緊張した」のような抽象的な答えが返ってくることもあります。そういうときは「緊張した」をさらに分析していきましょう。「相手が、緊張する相手だった感じですか？」「場所がよくなかったですか？」「もう少し簡単なことに変えて挑戦してみましょうか？」のように具体的な修正点を提示しながら確認していくとよいでしょう。

　第5章で紹介した不安階層表を再び活用することもできます。そのときは前回との違いが分かるように、違う色の付箋や新しい用紙を使うことをお勧めします。

### ３）本人の心身の問題が影響していることもある

　できなかった理由が、課題の難易度よりも本人の心身の問題にある場合もあります。対人関係のストレスや大きな失敗経験など、**達成状況に影響しそうな心身の状態の変化はないでしょうか**。改めて最近の出来事や変化を確認しておくとよいでしょう。

　もし心身の問題が大きいなら、無理せず練習を休んだり、課題の難易度を思いっきり下げたりしてみることもあり得ます。「話す練習」自体が大きなストレスになっていることもありますので、過度な負担にならないように配慮しながら行いましょう。

### ４）「目標」自体を見直した方がよいこともある

　エクスポージャー課題の修正を検討する中で、色々な選択肢を提案していっても、どうしてもできるものが出てこないということがあります。そういう場合は「宿題」の修正よりも、もう一度「目標」自体から見直していった方がよいかもしれません。詳しくは次の項（③宿題の機会がなかった場合）で説明します。

　また目標の見直しについては第 4 章 70 ページで述べましたのでこちらも参照してください。

# ③宿題の機会がなかった場合

　宿題そのものが実施できなかったというケースでよくあるのは、次の 2 つです。それぞれの対応を考えてみましょう。

　1）実施する環境が整わなかった（本人は実施したいが、機会が作れなかった）

　2）本人が実行しなかった（実施したくなかった）

## 1）実施する環境が整わなかった

　話す練習をする相手の協力が得られなかったり、想定よりもその機会が少なかったり、予期せぬアクシデントが生じたりといったケースなどが考えられます。本人の意欲があることが明らかで、再挑戦や微調整によって実施の環境が整えられそうなら、引き続きその宿題に挑戦してもよいでしょう。ただしこの場合は、同じ失敗をくり返さないように、実施の回数や依頼の方法などをしっかり検討しておきましょう。

### 実施できないことが明らかになった場合

　時間や場所の制限などによって、その行動の実施自体が困難であったことが明らかになる場合もあります。誰しも現実的な制限の中で生活していますので、その中でできることを探していくしかありません。

　私はこのような「できること」を探究する過程そのものが、新たな可能性を探すチャンスだと考えています。宿題だけでなく、目標自体から考え直す必要がでてくることもあるでしょう。第 4 章「4　目標を修正する」（70 ページ）に戻って、改めてどんなことができるようになりたいかを共同作業で考えてみましょう。

### 相手が練習への協力を拒んだら

　相手が「話す練習」に協力的でなく、機会が作れなかったり協力を断られてしまったということもあります。私はこういう場合、そのような相手と話せるようになるのは難しいと思っています。誰もが協力的で話しやすい相手であるわけではありません。もっと協力的な相手と話せるようになることを目指すのが現実的な対応だと考えています。

## ２）本人が実行しなかった

　この場合は、「**本人が実行しなかった（実施したくなかった）**」ことの意味をしっかりと解釈することが必要になります。

　おそらく前回までのカウンセリングでは、宿題の内容を一緒に確認して、それをある程度の回数行ってくることまで同意できていたと思います。にも関わらず本人が実行しなかったわけですから、そこには何か重要な「メッセージ」が込められているのではないでしょうか。

　カウンセリングにおいては、このような一見矛盾する状況の中にかえって本質的な問題に近づく手がかりが隠されているものです。例えば以下のような可能性がないか、考えてみましょう。

### アセスメント不足

　まだ臨床家が理解できていない問題が存在している可能性が考えられます。「メッセージ」の意味を読み解いていくプロセス自体も、重要なアセスメントだと言えます。

　第4章「4　目標を修正する」（70ページ）で述べましたが、カウンセリングの対象となる場面緘黙のある人は、最初から臨床家に本音で全て話せるわけではありません。重要な情報を引き出すまでには時間がかかるというケースもあるでしょう。聞き漏らしている情報がないか、もう一度情報収集に立ち戻ってみましょう。

### コミュニケーション不足

　臨床家はコミュニケーションがとれているつもりだったが実際にはそうではなく、本人の意思が十分に確認できていなかったということも考えられます。これは上記の「アセスメント不足」に含めて考えてもよいのですが、重要度が高いので別に取り出しました。

　カウンセリングの場面に限らず誰にでも言えることですが、その場で表出されたことが必ずしも真実であるとは限りません。表面的には「○○さんと話せるようになりたい」と口にしたとしても、本心ではそう思っていないということもあり得ます。宿題が実行できなかったということを、改めて本人とのコミュニケーションを深める機会につなげられればよいと思います。

## 【事例の解説】

　ここでは、宿題を設定してから最初のセッションとなる第 3 回の様子を見てみましょう。小百合さんが設定した「目標」と「宿題」、書いてきた記録は次の通りでした。

| 目標 | 「学校などで、はるかさんと楽しくおしゃべりができるようになりたい」 |
|---|---|
| 宿題 | 「はるかさんに LINE を送る（10 回を目標に）」 |

↓

| 結果 | ・はるかさんとの LINE や関わりについては書かれていなかった<br>・書かれている行動は、高校の文化祭と専門学校の先生との関わりであった |
|---|---|

| 日付 | 人 | 場所 | 活動（状況の説明） | 不安レベル |
|---|---|---|---|---|
| 7 月 4 日 | 山本先生 | ○○高校 | 文化祭で話した | 1 |
| 7 月 4 日 | 長瀬先生 | 〃 | 〃 | 2 |
| 7 月 4 日 | ○○さん | 〃 | 〃 | 1 |
| 7 月 4 日 | 他の先生方 | 〃 | あいさつをした（声を出して） | 2 |
| 7 月 5 日 | ○○ちゃん | 家 | LINE で文化祭の話をした | 3 |
| 7 月 11 日 | 山本先生 | 家 | 電話で話した | 1 |

　宿題としていたはるかさんとの LINE が全くできていませんでした。そこで記録の内容を一緒に見ながら、まずこの点について確認を行いました。

　その結果、「普段の学校生活の中であまり接点が作れなかったこと」と「はるかさん自身もコミュニケーションに少し苦手さがあること」が新たに分かりました。コミュニケーションの苦手さの詳細は分かりませんが、これらの情報から「そもそもはるかさんと話せるようになるという目標は妥当なのか？」という疑問点が浮かびました。

　その他の出来事を確認していくと、「高校の文化祭」と「先生との会話」が確認できました。文化祭では、久しぶりにあった高校の先生や友達と話すことができ、さらに高校生のときには話せなかった先生にも声であいさつができたとのことでした。また専門学校の先生とも、かなり会話をすることができていることも分かりました。

　これらを丁寧に確認することによって、「はるかさんとおしゃべり」という目標自体を見直し、先生と学校で話すことを目指すという方向修正を行うことができました。

## 遠隔によるカウンセリング

　新型コロナウィルスの影響により、テレビ電話やオンライン会議が一般的になりました。カウンセリングについてもオンラインでの実施が比較的容易になったと言えるでしょう。このプログラムでも、**宿題を設定して以降のセッションについては**オンラインでも比較的容易に実施することができます。

　もちろん、中にはメールのやりとりだけで目標を立てて宿題を考えるところまでできてしまう方もいます。当事者自身で「話す練習」を行うことができる人もいるわけですから、やり方さえ理解してもらえればあとはほとんど手助けが要らないというケースもあるでしょう。

　場面緘黙のある方の中には、緘黙症状以外に社交不安等の症状もあり外出自体が困難な人もいます。オンラインでのカウンセリングは音声言語に頼らず文字を中心に行うこともしやすいので、むしろ対面よりも受けやすいという人もいると思います。

　とは言え、私のこれまでの経験では、アセスメントから目標を立て、最初の宿題を設定するまではオンラインではなく対面で行った方がよいと感じています。直接会ってみないとその人の話し方や身振り、非言語的なコミュニケーションの取り方などの様子は把握できません。オンラインでは得られる情報量がどうしても少なくなってしまいますので、初回のアセスメントは対面で行うことをお勧めします。

　一方、宿題を設定して以降のセッションでは、記録用紙をメールで送ってもらうなどの方法で実施ができるケースは多いです。「話す練習」が順調にいっている場合は、テレビ電話のようなオンラインセッション自体を行わず、メールのやりとりだけで済んでしまうこともあります。

　今後は、場面緘黙のある方を対象にしたオンラインでのカウンセリングも普及していくと思います。

　「話す練習」は十分な成果が出るまでには長い時間がかかります。継続的に取り組めるためにも、その人にとって実施しやすい方法の選択肢が広がるのは好ましいことだと思います。

# 3　ふり返りをするときに臨床家が心がけるべきこと

宿題を設定して以降のセッションでは、記録用紙をもとにした宿題の実施状況のふり返りが中心になります。このプロセスを共同作業で進めていくことで、場面緘黙のある方と臨床家との信頼関係を深めていくことができるでしょう。この際に臨床家に心がけてほしいことを説明します。

## 1）肯定的なフィードバックを重視する

ふり返りもカウンセリングの一部です。記録用紙は、臨床家にとっては肯定的なフィードバックを返すための材料になります。よい部分を積極的に認めることで、練習への動機づけを高めていけるようにしましょう。

私の場合、記録用紙に◎をつけたり、よくできたところに線を引いたりすることもあります。こうすることで、目に見える形でも肯定的なフィードバックを返すことができます。

## 2）「宿題」に取り組むのはとても大変なこと

**「話す練習」に取り組んできたこと自体が賞賛に値する**ものだと私は考えています。できそうなことを宿題にしたとは言え、場面緘黙のある方にとってはそれを行うのは容易なことではありません。さらに言えば、こうしてカウンセリングにくるという行動そのものが、とても勇気がいることではないでしょうか。**たとえ宿題が上手くいっていなくても、臨床家は取り組んできたこと自体をしっかり認めることが大切**です。

その上で、成功したこと、不安レベルが下がっているとき、より進んだ内容へのチャレンジがあったとき、成功しなくても挑戦できたこと、などがあれば、肯定的なフィードバックを返すように心がけましょう。

### 3）事実を正確に確認する

　肯定的なフィードバックと並んで大切なのは、**事実の正確な把握を心がける**ことです。

　記録用紙に書かれた情報は、行ってきたことの一部に過ぎません。記録した本人にとっては自明のことでも、臨床家から見るとよく分からないことは多いはずです。「○○さんと話した」と書いてあったのが実は向こうから話しかけてきただけだった、というようなこともあります。

　臨床家が記録用紙を見るだけで終わりではなく、共同作業によって書かれていないことを確認していくように心がけましょう。

> ### 記録用紙は大事なコミュニケーションの道具
>
> 　記録用紙はとても大事なコミュニケーションの道具です。
>
> 　書くべきことが明確なためか、私の経験では練習に取り組んでくれる当事者の方のほとんどは、この記録用紙をしっかりつけてきてくれます。「できたこと」を書くものだということや、記録用紙は家で書くことができるという点も、あまり負担がなく書ける理由になっていると思います。
>
> 　この章で説明したように、記録用紙を見ながら丁寧なふり返りを行っていくことが大切です。非常に多くの有益な情報を得ることができるのはもちろんですが、本人とのコミュニケーションを促進する道具にもなります。
>
> 　記録用紙には、アセスメントで聞き漏らしていた趣味や好きなこと、把握できていなかった友人などが書かれていることもあります。場面緘黙の方の多くは、質問されなかったことには答えられませんので、こういった知らない情報は残されていて当然です。記録用紙をコミュニケーションの道具として活用していくことで、アセスメントの際の聴き取りでは分からなかったその人の新しい面を発見していきましょう。

# 第7章 自分の意思で来談したのではないケースへの対応

## 1　本人が困っていないケース

　この章では「自分の意思でカウンセリングにきたのではない」「本人自身は緘黙症状の改善を積極的には望んでいない」といったケースへの対応を考えておきましょう。

　私の経験では、高校生までの子どもの場合はほぼ100%が保護者からの依頼か支援者（教師やソーシャルワーカーなど）からの紹介です。大学生以降でも大半は保護者からの依頼で、本人自身からの直接の依頼はわずかです。大人でも保護者が同伴するケースが多く、本人は話せないので保護者が代弁することも少なくありません。「保護者は困っているが、本人は困っていない」ということもよくあります。

　なおこういったケースの中には、保護者は場面緘黙を疑っているものの、本人には場面緘黙の自覚はないという方も含まれます。はっきりした緘黙症状がない場合はこのプログラムの対象にはなりませんので、以下では緘黙症状のある方という前提で述べていきます。

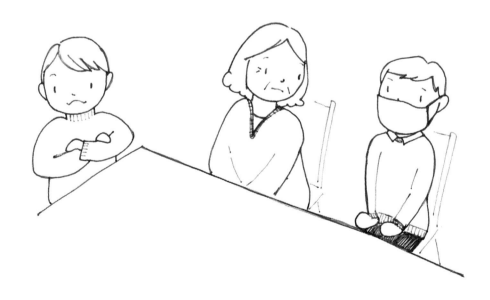

# 2 「練習すれば話せるようになる」ということを伝える

## １）「心理教育」によって治療への参加意欲を高める

　「本人自身は緘黙症状の改善を望んでいない」という場合も、まずは丁寧に分かりやすいことばで「場面緘黙の症状は改善できる」という点を伝えましょう。これは「心理教育」と呼ばれる技法で、「練習することで話せるようになる」という期待を高めることによって、治療への参加意欲を高めることをねらいにしています。

## ２）知らないことには、挑戦できない

　場面緘黙当事者の多くは、「場面緘黙の症状は改善させることができる」ということを知りません。「自分はずっと話せないままだ」と思っている人もいるでしょう。改善することを知らなければ「練習したい」とは思わないのが普通です。

　また通常、「話す練習」と言ってもこの本で説明しているような方法を思い描く方はほとんどいません。「できないことをさせられる」「嫌なことを強制される」と思っていれば練習してみたいとは思わないでしょう。

　そこで私は、まず練習の方法とその効果について、分かりやすく伝えることにしています。話せるようになることが分かってもらえれば、練習に取り組んでみようという気持ちをもってもらえる可能性があります。

## ３）何を説明すべきか

　具体的にどのような内容をどう伝えるかは、その人の理解力や困り感、緘黙症状の程度、背景にある他の障害の有無などによって違ってきます。どのようなケースでも共通して説明しておくべき内容は以下の２点だと考えています。

---

①計画を立てて練習すれば、場面緘黙の症状は改善させることができること
　　→人によっては、改善した人の例や研究成果なども示す
②緘黙症状を改善させるための具体的な練習方法
　　→この本のプログラムの内容などを、相手の理解度などに応じて説明する

---

## 4 ）練習に取り組みたいかどうかを問う

　以上のことを説明した上で、「話す練習」に取り組んでみたいかどうかを本人に確認しましょう。

　この質問なら、うなずきか首振りでも回答することができます。第 3 章で述べたように一時的に退室して保護者と話してもらう方法や後日メールなどで答えてもらう方法でも可能です。

---

### 「話せるようになる」という期待を高める

　「自分は○○ができるようになるのではないか」という期待のことを「自己効力感」と呼びます。

　「どうせやってもできない」と思っている（＝自己効力感が低い）人は、その行動自体を起こさなくなるでしょう。自己効力感は、その人が実際に行動を起こしやすくなるための重要な要因だと考えられています。不安症や抑うつ症状などに対する心理療法では、自己効力感が高まることで治療への参加が促進されることが知られています。

　自己効力感（self-efficacy）という概念を提唱したのはバンデューラという心理学者です。バンデューラによると、自己効力感を変化させる情報源には「制御体験」「代理体験」「社会的説得」「生理的、感情的状態」の 4 つがあるとされます（Bandura, 1995）。

　このうち、場面緘黙当事者の方を対象にしたカウンセリングで行いやすいのは「社会的説得（＝その行動を遂行できるという言語的な説得を受けること）」と「代理体験（モデルがその行動を遂行するのを観察すること）」です。このためまずは心理教育として、緘黙症状が改善できることや、改善した例を伝えていくのがよいでしょう。

　また「話す練習」が開始してからは、「制御体験（＝実際にその行動を遂行できたという体験）」が可能になります。バンデューラによると制御体験は強力な効力感を作り出す最も効果的な方法であるとされます。適切な計画によって「話す練習」が上手くいき出せば、自己効力感が高まり行動が促進されるよい循環が生み出せる可能性があります。不安レベルが下がっていけば「生理的、感情的状態（＝その行動を遂行できるかどうかの判断のより所となるような生理的状態の自覚）」もよいものになっていくでしょう。

　このように自己効力感（「話せるようになる」という期待）を高めていくことによって、治療への参加が積極的になることが期待できます。

# 3　社会との関わりを作り出す

## 1）「話せない相手」もいない

　大人の場面緘黙当事者の場合、社会との関わりが少ない方もいます。

　生活する場面が家と職場だけだったり、外出の機会は買い物だけということもあります。そういう状況だと「話せるようになりたい相手」を聞かれても思い浮かばないばかりか、そもそも生活範囲内では「話せない相手」さえいないということも起こります。

　それでも本人に「話せるようになりたい」「今よりも何か改善したい」という希望があれば、練習の場面を作り出すことは十分に可能です。こういった場合は「誰と話せるようになりたいか」を考える前に、「社会との関わり」を広げることを考えてみましょう。

## 2）社会との関わり自体を目指さない

　「社会との関わり」というのは、それ自体が「目的」だという人もいるし、それは何かのための「手段」だという人もいます。

　社会との関わり自体が「目的」であるのは、「人と関わることが楽しい」「誰かと一緒にいたい」「他人のために何かがしたい」というような人です。サークル活動でもオンラインゲームでも、その活動を楽しむだけでなく、それを通して人と関わることが大きな喜びになっている状態と言えます。

　社会との関わりが「手段」だというのは、**社会や人との関わりが目的なのではなく、その活動を行うことが大事なのだという人**です。オンラインゲームをするときに、人との関わりよりもゲーム自体を楽しみたいという場合はこちらにあたります。

　一般的には、前者に該当するのは社交的な人が多いでしょう。一方ここで考えている場面緘黙当事者の方は、後者が多いと思います。ですので社会との関わりを広げるためのアプローチとして、「とにかく人との関わりを作る」ことよりも、**「本人が意欲的にできる活動を行う」**ことが有効だと考えられます。

　どんな活動でも、それを行っていれば何かしらの人との関わりは出てきます。「趣味や好きなこと」「運転免許などの取得」「大学や専門学校への進学」「ボランティア活動への参加」など、目的をもった活動が始められないか検討してみるのがよいでしょう。

**107**

## 社会とつながる様々な活動──これまで会った方の例から

　これまで私が会ってきた場面緘黙当事者（経験者も含む）の方の中にも、様々な活動をしている人がいました。これがお勧めという意味ではありませんが、印象的だったものをご紹介します。

　【釣り】このテーマで真っ先に思い浮かんだのが「釣り」でした。確かに釣りなら一人でできるから、と思うかもしれませんが、不思議と私の知っている場面緘黙の方はみな釣り仲間がいました。そしてなぜか、釣り仲間とは普通に話せるという人が多かったです。同世代よりも異年齢の人の方が話しやすいというのもあるのでしょうか。

　【音ゲー】（音楽ゲーム、リズムゲーム）釣りと並んでこのテーマで思いついたのは「音ゲー」です。特にゲームセンターの「太鼓の達人」が好きな方とは何人も会ったことがあります。場面緘黙の人がゲームセンターで太鼓の達人をしている姿が私はちょっと想像しづらいのですが、やはりゲームをやっているときは自然に動けるそうです。そして釣りと同じように、音ゲー仲間同士の関わりがあるのだそうです。

　【同人活動】『かんもくって何なの !?』『話せない私研究』の著者モリナガアメさんは、同人活動が緘黙症状改善のきっかけになったとご自身の著書で描いていました。私がこれまで出会ってきた場面緘黙の方も、イラストや絵画、書道などの創作活動が上手な方はとても多かったです。自分で創作するだけでなく、同人活動に参加したり、インターネットを通じて作品を販売している方も多くいました。

　【当事者活動】当事者団体も社会とつながる活動の一つです。これのよい点は、近い境遇の仲間に出会えることや、心配なことへの配慮が得られやすいことでしょう（タッチパネルで注文できるお店や、静かな個室を会場に選ぶなど）。

　当事者活動の一つに「研究」があります。大学などで行う狭義の学術研究だけでなく、「当事者研究」を行っている方もいます。また当事者活動には自助だけでなく「啓発」という側面もあります。場面緘黙当事者による啓発活動は大変意義深いだけでなく、本人にとっても社会とのつながりが大きい活動だと思います。

　他にも色々な当事者の方に会ってきましたが、共通するのは「その活動自体が好き」ということだと感じています。

　好きなことに打ち込んでいれば、必ずどこかで人との関わりがでてきます。大きな魚が釣れれば誰かに見てほしいし、ハイスコアは他の人と競い合いたいはずです。それが社会との関わりを生み出す近道だと私は思います。

# 4　話すこと以外の「できるようになりたいこと」から考える

## 1）話すこと以外の目標でも大丈夫

「話せるようになりたい」という気持ちが強くない場合でも、できるようになりたいことならある方もいます。「車の免許が取りたい」「一人暮らしがしてみたい」などの目標がないかを相談してみましょう。大きな目標ではなく、「コンビニでコーヒーが買いたい」や「図書館で本が借りたい」などでも大丈夫です。

話すことに直接関係しているものではなくても、何らかの形で社会とつながっています。できるようになりたいことを考えていけば、どこかで「誰かと話す」必要がある場面がでてくることが期待できます。

## 2）基本的な考え方は話す練習と同じ

話すことに関係なくても、何か具体的な目標が設定できれば、基本的にはこの本に書いてあることと同じ考え方で目標に向けた練習をしていくことができると思います。

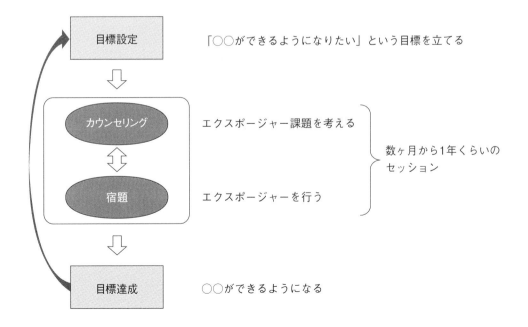

## 3）「できない」と思い込んでいることもある

　本当はできるはずなのに「自分はムリ」と思ってしまっていることもよくあります。これは、達成までの道筋がイメージしづらかったり、具体的な方法が分からないことから生じてきます。

　確かに、いきなり難し過ぎることに挑戦してしまったら上手くいきません。ですが小さいステップでも必ず「できること」があるはずです。これは第5章で説明した「目標」と「宿題」との関係と同じです。目標に向かって「できること」は何かを一緒に考えてみてください。

### 例えば、「一人暮らし」に挑戦する

　「一人暮らしをしてみたい」という希望をもっている方に会うことがあります。

　一人暮らしをするには、自分で買い物をしないといけないし、何かあったときには自分で対応しないといけません。また、アパートを探したり、諸々の契約をしたり、家賃を払ったり、引っ越しをしたり、……始めるまでのハードルも高そうです。保護者から見ても、一人で生きていけるか、病気になったら大丈夫か、など心配の種は尽きません。

　ですが、いきなり100%の一人暮らしをする必要はありません。1週間単位で借りられる部屋もあります。1週間なら仮にその間一歩も外にでなくても何とか生きていけるでしょう。それにこれなら費用も安くすみます。

　もっと小さく、「一人で半日旅行する」「親戚の家に泊まる」「駅前のホテルに泊まる」「自分で買い物をして家で料理を作る」「コンビニで自動車税を払う」なども一人暮らしへの一歩になります。このように、ゴールを意識したスモールステップに取り組んでみるのはどうでしょうか。

　こういったスモールステップでの挑戦は、目標の状態に向けたシミュレーションにもなります。試しに1週間部屋を借りて住んでみれば、そこでどんな事態が発生するかが分かります。そしておそらく、「実際にはそんなに大きな問題は起きなかった」ということも分かるでしょう。

　本人も保護者も、できないかもしれないという不安にとらわれて足踏みしていることがあります。スモールステップが成功することは大きな自信になります。まずは小さな一歩を踏み出してみましょう。

# 5　本人の価値観を大切に

　ここまで、この章では自分の意思で来談したのではないケースへの対応を考えてきました。

　もちろん場面緘黙当事者の方の中にはこういった援助や介入をまったく希望しないという方もいます。「困っていること」や「できるようになりたいこと」というのは、本人の価値観に大きく左右されるものです。

　私は、話せるようになることは、その人の可能性や行動の範囲を広げると考えています。まったく話さなくても生きていくことはできますが、必要に応じて話せた方が生活が豊かになると思っています。しかし、そう思っていない場面緘黙当事者の方もいるでしょう。臨床家の抱く価値観よりも、その人にとって価値のあることの方が大切なのは言うまでもありません。

　臨床家という立場からは、できそうなことを提案する責任はあります。しかし選択・決定するのは本人自身です。ここまで述べてきたようなやり方もあることを提示し、本人がよりよい選択をする手助けができれば、たとえその後のカウンセリングにはつながらなかったとしても、ある程度の役割は果たせたことになるのではないでしょうか。

第**3**部　資料編

# 第 8 章 記録用紙等

## 1 緘黙症状の評価

　現在、日本では高校生以上の青年期・成人期の場面緘黙当事者を対象とした緘黙症状の評価尺度がありません。海外の研究では、子どもを対象としたものでは SMQ（Selective Mutism Questionnaire：場面緘黙質問票）がよく用いられていますが、Bergman ら（2008）による原版では対象年齢が 11 歳までしか測定されていません。

　またその項目（質問文）は、「必要に応じて、たいていの同級生と学校で話す」「必要に応じて、特定の同級生（友達）と学校で話す」のように学齢期までしか該当しない内容になっています。青年期以降の場面緘黙当事者を対象にした標準化された場面緘黙の評価尺度の作成は、現在の場面緘黙研究においては大きな課題になっています。

　ここでは、かんもくネット（2011）が日本語版を作成した SMQ-R について説明し、その後青年期以降の場面緘黙当事者の緘黙症状をどう評価するかについて述べます。

### 1）SMQ-R（日本語版場面緘黙質問票）

　SMQ-R は Bergman らによる SMQ の日本語版です。かんもくネットが Bergman の指示に従って翻訳し、インターネット上に公表しています。

　SMQ は 3 場面 17 項目からなる質問票で、それぞれの質問項目に 0（全くない）・1（まれにある）・2（よくある）・3（いつも）の 4 件法で回答します。3 場面とはそれぞれ「A 幼稚園や学校」「B 家庭や家族」「C 社会的状況（学校の外）」です。回答は通常、その子のことをよく知っている保護者が行います。

　日本語版の SMQ-R は原版の SMQ とは異なり 16 項目で構成されています。これは原版の SMQ にある質問項目「ベビーシッターのうち少なくとも 1 人と話す」が日本の文化に馴染まないため、日本語版作成にあたって削除されたためです。SMQ-R では代わりに「必要に応じて、家で特定の友達と遊ぶとき話す」という項目が採用されていますが、これは得点の計算には含みません。

# 場面緘黙質問票（SMQ-R）

お子さんのこの 2 週間の行動についておうかがいします。
次の各文について、どれがあてはまるかお答え下さい。
（0 全くない・1 まれにある・2 よくある・3 いつも）

A 幼稚園や学校　　　　　　　　　　　　　　　　　　　　　A 計（　　　）点

- ① （　　　）必要に応じて、たいていの同級生と学校で話す
- ② （　　　）必要に応じて、特定の同級生（友達）と学校で話す
- ③ （　　　）先生の問いに、声を出して答える
- ④ （　　　）必要に応じて、先生に質問する
- ⑤ （　　　）必要に応じて、たいていの先生や学校職員と話す
- ⑥ （　　　）必要に応じて、グループの中やクラスの前で話す

B 家庭や家族　　　　　　　　　　　　　　　　　　　　　　B 計（　　　）点

- ⑦ （　　　）必要に応じて、よその人が家にいても家族と話す
- ⑧ （　　　）必要に応じて、慣れない場所でも家族と話す
- ⑨ （　　　）必要に心じて、同居していない親戚の人（例えば、祖父母やいとこ）と話す
- ⑩ （　　　）必要に応じて、親や兄弟と電話で話す
- ⑪ （　　　）必要に応じて、家族でつき合いのあるよく知っている大人と話す
- ⑫× （　　　）必要に応じて、家で特定の友達と遊ぶとき話す（←得点に含めない）*

C 社会的状況（学校の外）　　　　　　　　　　　　　　　　C 計（　　　）点

- ⑬ （　　　）必要に応じて、知らない子どもと話す
- ⑭ （　　　）必要に応じて、家族の知り合いだが知らない大人と話す
- ⑮ （　　　）必要に応じて、医者や歯医者と話す
- ⑯ （　　　）必要に応じて、買い物や外食でお店の人と話す
- ⑰ （　　　）必要に応じて、おけいこごとや学校外のサークル活動で話す

（Selective Mutism Questionnaire-Revised: Bergman, et al., 2008; かんもくネット，2011）

*Bergnman（2008）の SMQ 原文の⑫は「ベビーシッターのうち少なくとも 1 人と話す」だが、SMQ-R の⑫では「必要に応じて、家で特定の友達と遊ぶとき話す」とされている。ただし、得点には含めない。

## 2）SMQ-R の活用方法

　ここではカウンセリングにおいて SMQ-R を活用する際の考え方などを、私の経験に基づいてご紹介します。

　なおこの内容はあくまで「臨床用」であり、研究目的で SMQ ／ SMQ-R を使用する場合は必ず原典にあたり、正しい手続きで使用することを心がけてください。

### 対象と手続き

　SMQ（原版）の標準化の対象年齢は 11 歳までですが、高校生までは SMQ-R の項目がそのまま使えるので、私は高校生まで SMQ-R を使っています。

　また SMQ-R は保護者が記入することとされていますが、高校生くらいになると保護者は学校での様子を詳しく把握していないことも多いでしょう。年齢や理解力、本人との関係などによっては、本人に記入してもらう方がより正確な情報が得られることもあります。

### 記入のタイミング

　カウンセリングのはじめに記録用紙を保護者または本人に渡し、記入してもらうのがよいでしょう。毎回継続して記入してもらうことで、緘黙症状の変化を測定することができます。なお、記入者が違うと数値が大きく変わってしまうため、毎回同じ方に記入してもらう必要があります。

### 活用方法

　前提として、SMQ-R はアセスメントの一部に過ぎないことを認識しておく必要があります。SMQ-R は「発話の頻度」を評価する尺度ですが、身振りや表情、筆談等のコミュニケーションの様子や、体の緊張のような行動面の問題などは SMQ-R では測定することができません。必要な情報を補いながら使うように心がける必要があります。

　私の場合、小計や合計はあまり重視せず、個々の項目ごとの数値を参考にしています。先生に声が出せるのと同級生に声が出せるのでは同じ得点でも全然意味が違ってくるように、小計や合計では臨床上の参考にはなりにくいからです。

　聴き取りの際には、SMQ-R の項目ごとの数値（0 ～ 3）を見ながら詳細を確認していきます。特に「A　幼稚園や学校」において 1 以上の数値が記入されている項目があれ

ば、「誰と・どのように」話しているか詳しく聴き取っておくとよいでしょう。

　また 2 回目以降のカウンセリングでは、前回と比較して変化しているところを確認します。SMQ-R の数値は状態に変化がなければ大きく変動しません。数値が変わっているところがあれば、何か変化があったのではと考えて詳しく聴き取ることにしましょう。

　SMQ-R は明確なカットオフ値（正常の範囲内とみなす基準となる値）は設定されていません。私の場合、すべての項目で 1 以上の数値がついていたら（＝ 0 がなくなったら）、おおむねどの場面でも話せるようになったと判断し、相談終了とすることがあります。

## 3 ）青年期以降の当事者の場合

　青年期以降の場面緘黙当事者に対しては、SMQ-R の項目の文言を独自に修正した質問紙を使っています。「同級生」を「同級生・同僚」としたり、「学校」を「学校・職場」とするといった修正を行っています（これもあくまで臨床用であり、研究目的で使用する場合には注意が必要です）。

　基本的な活用方法は先述の高校生までの内容と同じです。記入者については、保護者が記入するというのは現実的ではないので、本人が行うことになるでしょう。本人が記入を行うことで、自分自身の緘黙症状に意識を向ける機会になると考えています。

　私の場合、青年期以降の当事者の場合は子どもほど質問紙の得点は重視していません。理由の 1 つは、生活範囲によっては「そういう機会がないから 0 」という場合もあり、実態が捉えづらいためです。また 0 がつく項目がいくつかあっても、全く不自由なく生活している場面緘黙当事者の方もいます。数値には表れない症状の変化を個々の実態に応じて理解することが大切です。

　このことから、青年期以降の当事者の場合、質問紙の得点はあくまで参考程度に使うのがよいと考えています。子どもの場合も同様ですが、数値よりも実際の話せる相手や場面を丁寧に聴き取って理解することが大切だと思います。

# 2　不安階層表

## 1）不安階層表とは

　不安階層表は、不安症を対象とした行動療法や認知行動療法でよく用いられるツールで、具体的な行動の不安度を数値を用いて可視化できるようにしたものです。不安や恐怖の強さはいつでも同じではなく、相手や場所によって変わってきます。不安度を可視化することで、エクスポージャー課題を考える際の有効な手がかりが得られます。

　何となく「人と話すのは全部ダメ」と思っていても、実際には「全く話せない相手」も「声が出しやすい相手」もいるはずです。ということは、ある人は別の人と比べて「相対的に話しやすい」ことになります。

## 2）どんな不安階層表を使うとよいか

　決まった書式があるわけではないので、使いやすいものを工夫するのがよいでしょう。

　一般的には、不安症状を引き起こす様々な行動について、「数値を書き込んで評価」する形式が多いようです（例①）。ただこの場合だと、不安度の階段をあらかじめ考えておく必要が生じます。この本のプログラムでは「数値が書かれた表に個々の行動を分類」するという形式の方が使いやすいと思います（例②）。

　数値は 0 ～ 100 や 0 ～ 10 で評価することが多いようですが、5 点満点などでも構いません。私は「学校で話せない子ども達のために」で公開されている「どきどき不安きんちょう度チェックシート」（例②のタイプ）が使いやすいので、これを用いています。

| 例①　不安度の数値を書き込む | |
|---|---|
| 行動 | 不安度 |
| ○○さんと会話をする | 5 |
| ○○さんに小声であいさつをする | 4 |
| ○○さんに会釈をする | |
| 駅で母親と話す | |
| 家で母親と話す | |

| 例②　行動を不安度ごとに分類する | |
|---|---|
| 不安度 | 行動 |
| 5 | ○○さんと会話をする |
| 4 | ○○さんと小声であいさつ |
| 3 | ○○さんに会釈をする |
| 2 | |
| 1 | 家で母親と話す |

## 不安レベルの行動を書いてみましょう！

年　　　月　　　日

| 不安レベル | 行　動 |
|---|---|
| **5** レベル5 ものすごく怖い ものすごく緊張 | |
| **4** レベル4 かなり怖い かなり緊張 | |
| **3** レベル3 すこし怖い すこし緊張 | |
| **2** レベル ふつう | |
| **1** レベル1 らくちん | |

高い

低い

「学校で話せない子ども達のために」http://silencenet.sakura.ne.jp/ からダウンロードできます。

# 3　記録用紙

## １）どんな記録用紙を使うとよいか

　記録用紙も特に決まった書式があるわけではないので、使いやすいものを工夫してみてください。

　記録用紙で重要なのは、本人がしっかりと記録をつけてきてくれることです。そのためには何よりも「書きやすいこと」が大切です。書くべき内容が明確で、簡潔なものであるとよいでしょう。

　私が普段使っている記録用紙を 122 ページに示しました。この記録用紙の特徴は、書くべき内容が必要最低限のことだけになっている点です。このためもあってか、ほとんどの人はしっかり記録をつけてきてくれます。

　また、するべきことが明確になるように、「宿題」を書き込めるようにしてあります。「宿題」はカウンセリングの最後にこの用紙を渡すときに、臨床家自身が書き込むのがよいでしょう。

## ２）活用方法

　活用方法については第 5 章【Step5】（87 ページ）および第 6 章「記録をふり返り、宿題を修正する」（92 ページ）を参照してください。

宿題

氏名 _____

| 日付 | 人 | 場所 | 活動（状況の説明） | 不安レベル* |
|---|---|---|---|---|
|  |  |  |  |  |
|  |  |  |  |  |
|  |  |  |  |  |
|  |  |  |  |  |
|  |  |  |  |  |
|  |  |  |  |  |
|  |  |  |  |  |
|  |  |  |  |  |
|  |  |  |  |  |
|  |  |  |  |  |
|  |  |  |  |  |
|  |  |  |  |  |
|  |  |  |  |  |
|  |  |  |  |  |
|  |  |  |  |  |
|  |  |  |  |  |
|  |  |  |  |  |
|  |  |  |  |  |

*不安レベルの評価　1：らくちん／2：ふつう／3：すこし怖い・緊張／4：かなり怖い・緊張／5：ものすごく怖い・緊張

# 第9章 青年期以降の場面緘黙当事者に対する治療的介入の研究

　この章では、これまで筆者が行ってきた研究の成果を紹介し、「青年期以降の場面緘黙当事者であっても治療的介入によって緘黙症状を改善させることができる」ということを示したいと思います。なお本稿は「特殊教育学研究　第58巻　第4号」に掲載された論文をもとに改稿したものです。

## 1）子どもの場面緘黙の治療研究

　近年、子どもの場面緘黙については研究が進んでいます。

　日本の研究では、小児科医の金原が、小児科を受診した場面緘黙児190例のうち心理面接後1年以上経過している90例に関して、おおよそ5年以内の短期的予後について報告しています（2018）。この研究では、SMQ-R（場面緘黙質問票）の数値が5点〜20点以上改善した「中等度改善」「概ね治癒」は58例（64.4%）であったと述べられています。また1点以上改善の「軽度改善」までを含めると79例（87.7%）になるとのことです。

　また海外の研究では、幼年期に場面緘黙であった33名の患者の追跡調査で、19名（57.6%）が完全に改善、8名（24.2%）は顕著に改善しており、わずかに改善（新しい環境で限定的な発話）は6名（18.2%）のみであったとする研究があります（Steinhausen et al., 2006）。これらの研究から、子どもの場面緘黙は少なくとも7〜8割程度の割合で改善していると言えそうです。

　では、場面緘黙児への治療的介入としてどのような方法が有効でしょうか。Cohan ら（2006）は1990〜2005年に出版された場面緘黙の治療研究のレビューを行い、行動療法と認知行動療法の使用が支持されると述べています。エクスポージャー法や刺激フェイディング法といった行動療法の有効性は多くの研究で指摘されています（Bergman, 2013; Kearney, 2010; Vecchio & Kearney, 2009）。日本の研究でも、場面緘黙児に対して刺激フェイディング法を用いて緘黙症状の改善が見られた事例が報告されています（趙・河内山・園山 , 2019; 岩本・高橋 , 2018）。

　認知行動療法についてはまだ研究が少ないですが、Oerbeck ら（2018）は 30 名の場面緘黙児を対象とした認知行動療法による治療効果を報告しています。これによると、心理教育と行動療法で構成される認知行動療法の結果、5 年間の追跡調査で 26 名に顕著な改善が認められたとのことです。

## ２）青年期以降の場面緘黙の治療研究

　一方で、場面緘黙の治療効果に関する研究は幼児期から学齢期までを対象にしたものが多く、青年期以降については十分な研究が行われていません。このような傾向は場面緘黙研究の進んでいる欧米諸国でも同様なようです。英国において iSpeak という場面緘黙支援団体を 2012 年に立ち上げた Sutton（2015）は『場面緘黙支援の最前線』の中で次の様に述べています。「場面緘黙に関する学術的研究のほとんどが、子どもを対象としており、大人になっても場面緘黙を呈している人は珍しくないにもかかわらず、ほとんど把握されていないことからすると、『大人になっても場面緘黙が続く人がいる』ことを主張するだけでも意味があると思われます。」

　なぜ青年期以降の場面緘黙の研究が少ないのか、そのはっきりした理由は分かりません。子どもの場面緘黙と比べて数が少ない（と思われる）ため、研究として成り立ちにくいこともあると思います。また青年期以降の場面緘黙当事者は症状が長期にわたっていることがほとんどのため、専門家にとっては治療が困難に感じられるのかもしれません。

　しかし筆者は、青年期以降であっても適切な治療的介入により症状を改善させることが可能ではないかと考えました。青年期以降の当事者の方が、子どもよりも症状の自覚が明確になっているはずです。そのため「話す練習」を計画する際の目標やエクスポージャー課題の設定にあたっては、むしろ青年期以降の方が適切な計画を立てやすいのではないかと考えたのです。そこで筆者は、青年期以降の場面緘黙当事者を対象に治療的介入を行い、その成果を検証しました。

## ３）対象と手続き

　この研究では、高校生を含む 10 代から 30 代の場面緘黙当事者 10 名（女性 7 名、男性 3 名）を対象にしました。この本で紹介している不安階層表を用いた段階的なエクス

ポージャーによる個別的介入の他に、小集団による「心理教育」も実施しました。

　目標の設定やエクスポージャー課題（宿題）の考え方は、この本に書かれている内容と全く同じです。個々に目標を設定し、エクスポージャーを行う行動を人、場所、活動を組み合わせて検討した上で、不安階層表を用いて実施可能な行動を決定しました。また日常生活場面で行われた宿題の成果を記録用紙を用いてふり返り、次回のエクスポージャー課題を検討しました。

　この研究では、6回のセッションを約 1 ヶ月間隔で実施しました。この治療プログラ

表 1　対象者の概要と緘黙症状

| 対象者 | 年齢 | 性別[*1] | 発症時期（期間） | 立場 | 開始時の緘黙症状[*2] | | | 筆者との会話[*3]（筆談の可否） |
|---|---|---|---|---|---|---|---|---|
| | | | | | 学校・職場 | 家庭 | その他 | |
| a | 20代 | F | 幼稚園・保育園（10〜20年間） | 就労（福祉的就労） | △ | ● | △ | ＋ |
| b | 20代 | F | 小学校低学年（10〜20年間） | 就労（福祉的就労） | △ | ● | ○ | ＋ |
| c | 30代 | F | 小学校低学年（30年以上） | 就労 | △ | ● | △ | ＋ |
| d | 10代 | F | 小学校高学年（10年未満） | その他 | （—） | ● | △ | —（筆談可） |
| e | 10代 | F | 小学校低学年（10〜20年間） | 高校生・学生 | ○ | ● | — | —（筆談可） |
| f | 10代 | M | 小学校高学年（10〜20年間） | 高校生・学生 | △ | ○ | △ | ＋ |
| g | 10代 | F | 小学校低学年（10年未満） | 高校生・学生 | — | ● | — | —（筆談可） |
| h | 20代 | M | 小学校低学年（10〜20年間） | 高校生・学生 | △ | ● | △ | —（筆談可） |
| i | 10代 | F | 幼稚園・保育園（10〜20年間） | その他 | （—） | △ | — | —（筆談可） |
| j | 20代 | M | 小学校高学年（10〜20年間） | 就労 | — | ○ | — | —（筆談可） |

*1　M：男性　　F：女性
*2　●：問題なく会話が可能
　　○：発話が可能だが相手や状況、内容等が限定されている
　　△：特定の場面において聞かれたことへの返事など最低限の発話・発声が可能
　　—：音声の表出は不可能　　（—）：該当する場面がない
*3　＋：会話が可能　　　　　　—：会話は不可能

ムとよく似た方法で行っているバーグマンの方法は 20 回のセッションで設計されてい
るので、これにくらべるとかなり回数が少ないと言えます。ただバーグマンは子どもを
対象としているのに対し、このプログラムは青年期以降の当事者を対象にしているの
で、本人の理解が得られやすく進めやすいという利点がありました。

　対象者 10 名の概要を**表 1** に示しました。介入開始時に筆者との会話が可能な方は 4
名で、あとの 6 名は筆談でした。場面緘黙の持続期間は 10 ～ 20 年間が多く、持続期
間が 10 年未満だったのは 10 代の 2 名のみでした。
　場面緘黙の症状の評価には、主として第 8 章で述べた SMQ-R（場面緘黙質問票）の項
目を一部修正したもの（以下、「質問紙」と呼びます）を用いました。質問紙の記入は各
回のはじめに本人が行いました。


## 4）結果

### ①質問紙の得点の変化
　**図 1** は、対象者 10 名の質問紙の得点（合計点）を介入前と終了後とで比較したもの
です。なお質問紙は 16 項目で構成されており各項目 0 ～ 3 点で記入することになって
いるので、合計は 48 点満点です。
　この図から、a や c、d、f のように顕著な数値の上昇がみられた対象者がいたことが
分かります。得点の上昇がなかったのは j の 1 名のみでした。


### ②緘黙症状の変化とその後の様子
　**表 2** は、6 回目終了時点でどのような緘黙症状の変化がみられたかと、さらにその後
半年から 1 年後の間に行ったフォローアップの際の様子を記述したものです。
　この表から、10 名全員に何らかの症状の改善が認められることが確認できます。**図**
**1** で得点の上昇がなかった j についても、「特定の先生に電話でシナリオの内容が言え
るようになり、シナリオにない質問にも答えられるようになった」「特定の先生（1 名）
とは、電話でならある程度長い文章で話せるようになった」という変化があったことが
分かります。

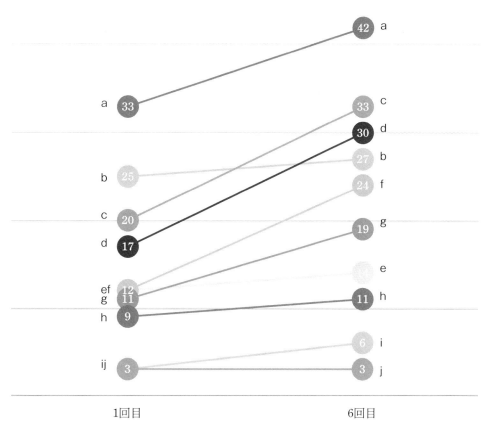

図 1　介入前と終了後の個人別の得点の変化

表 2　個人別の緘黙症状の変化

| 対象者 | 緘黙症状の変化 | フォローアップ時の様子（6 ヶ月～ 1 年後） |
|---|---|---|
| a | ・職場の人に自分から話しかけられるようになった<br>・少しなら職場の人と雑談ができるようになった | 職場の同僚や利用者、友人などに自分から話しかけられるようになった。タイミングがつかみづらいこともあるが、状況によっては雑談もできるようになった。 |
| b | ・職場の同僚やお客さん、友人などに、自分から話しかけたり会話をしたりすることができるようになった | 一人での外出や旅行ができるようになり、行動範囲が広がった。まだ緊張が強くなったり体調の波もあるが、緘黙状態になってしまう場面はかなり減った。 |
| c | ・複数の人がいても会話ができるようになった<br>・中学生を相手に授業ができるくらいの自信がついた | 「しゃべることがなくなったらどうしよう」という不安がなくなり、緘黙症状は治ったと感じている。臨時だが常勤で学校の先生として働いている。 |
| d | ・美容院や教習所などの人に声を出せるようになった<br>・アルバイトの面接で声を出すことができた | 買い物や運転免許取得、アルバイトに挑戦など生活範囲が広がった。電話だと声が出しやすいことも分かった。しかしこれ以上の話す練習には踏み出せていない。 |
| e | ・特定の友人と学校で会話ができるようになった | 学校の先生やボランティアの女子学生、初対面で話しやすい人など、開始時と比べて会話できる相手は増えた。しかし、まだ話せなくなってしまう場面は多い。 |
| f | ・学校の先生に予定を言えるようになり、課題の報告や「貸してください」なども自分から言えるようになった | 開始時は「好きな○○は？」のような曖昧な質問は家族にも答えられなかったが、すぐ返答できるようになった。学校の先生や筆者など会話できる相手が増えた。 |
| g | ・インターネットの音声配信では話せるようになった<br>・アルバイトで声を出して挨拶などをすることができた | 話せる相手は増え、筆者ともある程度話せるようになった。まだ話せない場面はあるが、アルバイトを始めたり場面緘黙当事者の交流会の企画をするなど行動が広がった。 |
| h | ・フリースクールや専門学校の先生に、電話でなら、声を出して質問に答えられるようになった | 受験の面接で答えることができ、大学に合格した。大学の先生とも 1 対 1 なら話すことができている。お店などでも話せる場面が増えた。 |
| i | ・家族と少し長く話すことができるようになった<br>・駅など家の外でも親に声で挨拶ができるようになった | 就労継続事業所に通い始め、事業所の職員やカウンセラーと話せるようになった。歯科医や、筆者とも話すことができるようになり、話せる相手が広がった。 |
| j | ・特定の先生に電話でシナリオの内容が言えるようになり、シナリオにない質問にも答えられるようになった | 特定の先生（1 名）とは、電話でならある程度長い文章で話せるようになった。まだ話せる相手は家族とこの先生に限定されている。 |

## 5）考察

　質問紙の得点や緘黙症状の変化から、10 名全員に何らかの症状の改善がみられたことが明らかになりました。この研究の対象者は、これまでに場面緘黙を主訴とした治療を受けた経験のない 10 代〜 30 代の当事者 10 名でした。この結果から、青年期や成人期であっても治療的な介入を行うことで緘黙症状を改善できることが示されたと言えます。また、この治療プログラムに、緘黙症状を改善させる効果があった可能性があると考えられます。

　対象となった方の中には、介入開始時に私に声が出せない方も 6 名いました。さらにそのうち 4 名は強い緘動症状があるため、実際には聴き取りの多くを同席した保護者に頼らざるを得ませんでした。また家族とも十分に会話ができない方や、家庭以外での社会的な関わりが乏しいなど、重い症状を示す方も含まれていました。しかし治療プログラムの効果は症状の軽い方に限られていたわけではなく、このような重い症状の方であっても目標の達成や症状の改善が認められました。

　例えば、対象者の中で最も症状の重い一人であった j（20 代男性）は、10 年間以上場面緘黙の症状があり、1 回目の時点では声が出せる相手が母親のみでした。「知り合いの先生に電話で声が出せるようになりたい」という目標を立ててエクスポージャーに取り組んだ結果、質問紙の得点は変化しませんでしたが、電話でその先生とある程度の会話ができるようになったという顕著な変化が認められました。さらに j についてはこの研究期間（約半年間）後も介入を継続したところ、3 年後にはこの先生を含む複数の支援者と電話で話すことができるようになりました。

　以上のことから、青年期以降の場面緘黙当事者のうち、声を出すことができなかったり、本人との直接的なコミュニケーションが成り立ちにくい（保護者からの聴き取りに頼らざるを得ない）ような重い症状の方であっても、その症状を改善できる可能性があることが示されたと言えます。

　この研究は JSPS 科研費 JP17K18208 の助成を受けたものです。

# 第(10)章 場面緘黙が改善した事例

## 事例1　場面緘黙が改善し、学校の先生になった　あかりさん

### 【あかりさん（仮名）の概要】

　30代女性。小学校入学時に場面緘黙の症状が現れたとのことです。高学年頃より少しずつ話せるようになってきましたが、その時々の環境で話せなくなることもあったそうです。

　学校の先生として働きたいという希望があり、カウンセリング開始時は小学校で学習支援のボランティア活動を行っていました。しかし児童や同僚に対して自分から話しかけることができず、教職につけるか、また自分に適性があるかを悩んでいました。特に、向こうから話しかけてきてくれない子や、忙しそうにしている同僚に対しては、自分から話しかけなければいけない場面でも緘黙症状が出て話せなくなってしまうとのことでした。

　カウンセリング時の緘黙症状は比較的軽度で、私に対しては初回から声で話すことができました。

　1回目時点の質問紙の得点：「学校や職場：6」「家庭や家族：9」「社会的状況：5」

### 【カウンセリングの経過】

#### 目標の設定：セッション1

　相談の中で、やはり学校の先生になりたい気持ちがとても強いことが分かりました。そこで、学校の先生として教壇に立つために必要な話す力をつけることを目指すことにしました。特に「自分から子どもに話しかけられないこと」が大きな課題となっていたため、「学校で休み時間に自分から子どもに話せるようになりたい」を目標にすることにしました。

#### セッション1～2

　目標を立てた後、宿題について検討しました。向こうから話しかけてきてくれる子や

関係のできた話しやすい子だと、遊んでいるときなどに自分から話しかけられることもあるとのことでした。そこで「学校で、休み時間に自分から子どもに話しかけてみる」に挑戦することを宿題にしました。

## セッション 3

約1ヶ月後までに宿題を実践してきた結果、「声をかけたかったが、どう話しかけたらいいか分からなかった」といった話せなかったエピソードが9回ありました（不安レベルは3～5）。

一方、話せたエピソードは3回で、「近くにいた生徒に話しかけた」「『ここで食べるからよろしくね』と話しかけた」「鬼ごっこをやった後『どうだった？』と話しかけた」でした（不安レベルは2～4）。

記録を見ながらふり返りを行う中で、「場面緘黙を克服する上での課題は〈何を話していいか分からないこと〉」「セリフの引き出しをたくさんつくったり、事前に準備しておくことが大切である」ということが、あかりさん自身で分かったようでした。

そこでエクスポージャー課題として「話題を見つけて、自分から話しかける」を実践することにしました。相手は、子どもだと反応が分からないから不安が大きいということだったので、親戚などどちらかというと話しやすい大人に対して行うことにしました。宿題は「義理のきょうだいに自分から話しかける」にしました。

## セッション 4 ～ 5

宿題については、「ドラマや好きなアニメの話をした（不安レベル：2）」、「法事で複数人いる中で、自分から子どもについて聞いた（同：4）」「法事で複数人いる中で、仕事について聞いた（同：4）」など自分から話しかけることができました。

またセッション5では、「最近、ドラマ、アニメ、映画を積極的に観て、話題づくりに取り組んでいるので、自信をもって学校での実践に取り組みたい気持ちになった」という抱負が語られました。そこで学校で自分から児童に話しかけることにも挑戦してみることにしました。

## セッション 6

ボランティアで行っている小学校で、自分から児童に話しかけることができたとのことでした。また複数の人がいても会話ができるようになり、「中学生を相手に授業ができるくらいの自信がついた」と話してくれました。

セッション6時点の得点：「学校や職場：11」「家庭や家族：13」「社会的状況：9」

## 【その後の様子】

　あかりさんはその後、話すことについての自信が高まり、小学校の非常勤講師として働き始めることができました。フォローアップでお話を伺ったときには、「場面緘黙」自体は自分の中では「治った」と感じているとのことでした。

　ただ話すことそのものに関しては、前よりも話せるようになったというわけではないそうです。変わったのは、「話せない」ということを考えるのが減ったことだと話してくれました。以前は、会話が続かなかったり相手の反応が素っ気なかったりしたときに数日間落ち込んでしまうこともあったそうですが、今はそれはなくなったとのことでした。

　とは言え、まだ「怖い・緊張する」と感じたり、「失敗したらどうしよう」と躊躇してしまうことはあるそうです。これについても、以前はうまくいかないことがあると、それが「全人格否定」になっていたが、今はそうならなくなったそうでした。そうなったのは、「他人がこうだから自分もこうでなければ」と思っていたものが、自分を中心に置き換えることができるようになったからだとのことでした。

## 【まとめ】

　当初より私とは話しことばによるコミュニケーションが可能でしたが、学校（勤務先）等の場面では緘黙症状の残る 30 代の当事者の方でした。

　フォローアップ期間も含めると約 2 年間の介入の中で、最終的には本人の中で「治った」と認識できる程度まで場面緘黙の症状は改善しました。高度なコミュニケーション力が要求される教師という職業に就くことができていることからも、改善の様子が伺えます。青年期以降であっても、緘黙症状を改善させた上、教師のような話すことが要求される職業にも就くことができるということが示される事例であったと言えます。

　あかりさんの場合は、カウンセリングの中で「どうしたら自分から話しかけられるか」を考え出すことができたのが成功の要因だったと思います。話せる場面や話せなくなる場面について詳しく分析していく中で、「話す話題を見つける」ことができれば自分からでも話しかけられそうだ、ということが分かってきました。そしてそれを親戚や学校の児童を相手に実践しながら、スキルとして獲得して使えるようになっていきました。後半からは、自分からドラマやアニメを見るなどして会話の引き出しを増やすという行動もみられるようになりました。

　またあかりさんは、練習の中で成功体験を積むことで、話せるという自信が増していったようでした。あかりさんとのカウンセリングの中では、「上手くいった」という自信を感じる場面がいくつもありました。

　さらにそのことによって、話すことだけでなくあかりさんの自分自身に対する自信にもつながっていったようです。これは「話す練習」の二次的な効果だと考えられます。フォローアップ時の聴き取りで伺った、前より話せるようになったわけではなく「話せない」ということを考えるのが減った、という点が印象的です。「以前は、会話が続かなかったり相手の反応が素っ気なかったりしたときに数日間落ち込んでしまうこともあったが、今はそれはなくなった」「以前はうまくいかなかいことがあると、それが「全人格否定」になっていたが、今はそうならなくなった」という点からも、成功体験を通じて認知が適切に修正された様子が伺えました。

## 事例 2　家族にも発話がほとんどなかったはるみさん

### 【はるみさん（仮名）の概要】

　10 代後半の女性。幼児期から場面緘黙の症状がありました。4 歳くらいまではよく話していましたが、てんかん発作があり、園では話さなくなったとのことです。またこの時期に家でもあまり話さなくなったとのことでした。カウンセリング開始時は家庭以外での発話はなく、両親に対しても短いことばの表出がまれにある程度でした。

　小学校高学年から中学生まで不登校で、中学卒業後は通信制の高校に通ったそうです。高校卒業後は主に家庭で過ごしており、カウンセリング開始時は家族以外との接触はほとんどない状態でした。

　私に対する音声の表出はなく、コミュニケーションはすべて筆談と身振り、または保護者を介したやりとりで行いました。

　1 回目時点の質問紙の得点：「学校や職場：0」「家庭や家族：3」「社会的状況：0」

### 【カウンセリングの経過】

#### セッション 1

　初回は保護者を通して生育歴等の聴き取りを行った後、カウンセリングの内容や練習の進め方について説明しました。かすかなうなずき以外は本人からの表出はありませんでした。ただ「話す練習をしたいですか？」という問いかけに対してはうなずく様子が見られたので、「話す練習」を開始することにしました。

　カウンセリング中はうなずき以外のコミュニケーションは難しそうだったため、「目標を考えてくること」を宿題にしました。目標の案を書き込む用紙を渡してセッション 1 は終了にしました。

#### セッション 2

　セッション 2 で持参した用紙には、（おそらく）本人の筆跡で「挨拶をする」とだけ書かれていました。本人に「挨拶ができるようになりたいという目標でいいですか？」と確認すると、うなずいてくれました。そこでこれをもとにやりとりを行いながら、しっかりした目標を設定することにしました。

　先述のようにはるみさんからの意思の表出は「うなずき」しかありませんが、保護者から情報を補いながら、考えられる選択肢を提示していけばかなりコミュニケーションをとることができました。

　例えばはるみさんの場合、この時点では関わりのある相手は現実的に家族しかいません。そうすると「挨拶をする」の相手としてはるみさんが想定しているのは「家族」であることが推測できます。そこではるみさんに「挨拶をする相手は、家族を考えてますか?」のように聞いたところ、うなずいてくれました。また保護者に聞くと、家で声を出して挨拶をすることはないそうです。またこれだけでなく、「家族以外にも挨拶ができるようになりたい相手はいますか?」と確認したところ、こちらの質問には無反応でした。このような方法で、「家族に挨拶ができるようになりたい」という意思があることがはっきりと確認できました。

　このような方法で意思を確認していき、当初の目標を「家族に「おはよう」などの挨拶が言えるようになりたい」に設定することができました。

　目標決定後、宿題を検討しました。本人からの積極的な意思表出はありませんでしたが、不安レベルの評価では自分で不安階層表に付箋を貼ることができました。「1日に3回あいさつを言う」が不安レベル2でしたので、まずはこれを宿題にすることにしました。

## セッション3

　セッション3で持参した宿題の記録用紙には、毎日しっかり練習に取り組んだ様子が書かれていました。結果を見ると、セッション2で宿題に設定した「挨拶」は毎日実施できていました。不安レベルは、はじめのみ3や2がありましたが、その後はほとんど1でした。そこでセッション3では、次回への宿題として「家族に新聞のコラムを音読する」を設定しました。

| 日付 | 人 | 場所 | 活動（状況の説明） | 不安レベル |
|---|---|---|---|---|
| 6/21 | 母・父 | 家 | いただきます | 3 |
| 6/21 | 母 | 〃 | おやすみ | 2 |
| 6/22 | 母 | 〃 | おかえり | 1 |
| 6/22 | 父 | 〃 | いただきます、ごちそうさま | 1 |
| 6/22 | 母・父 | 〃 | おかえり | 1 |
| 6/22 | 母・父 | 〃 | おやすみ | 1 |
| 6/23 | 母 | 〃 | おかえり | 1 |
| 6/23 | 母 | 〃 | いただきます | 1 |

セッション3で持参した記録用紙の一部（ほぼ実物どおり）

## セッション 4 〜 6

　その後、セッション 4 以降でも宿題にしたものは達成できていったので、「家族に質問する」「駅で家族にことばを発する」など発話の内容や場所の難易度を上げていきました。記録もしっかりつけてきてくれて、不安レベルはほとんどが 1 でした。

　また、これまで家庭での生活が続いていましたが、セッション 5 の時点で就労継続支援事業所に体験に行き、セッション 6 時点では週に 2 日間の通所を開始することができました。

　セッション 6 時点の得点：「学校や職場：0」「家庭や家族：6」「社会的状況：0」

## 【その後の様子】

　研究のプログラム自体は 6 回で終了でしたが、はるみさんについては改善の兆しが認められたためその後もカウンセリングを継続しました。これ以降のカウンセリングもセッション 6 までと同様の手続きで行いました。

## セッション 7 〜 10

　セッション 7 では「相手を増やす」ことを提案し、メンタルクリニックでカウンセラーも同席しているところで新聞の音読をすることを宿題にしました。この宿題も達成できたので、次回はさらに就労継続支援事業所の職員にも対象を広げました。

　セッション 8 では「事業所の職員の質問に声で答える」、9 では「事業所の職員の質問に「はい／いいえ」以外で答える」を宿題にし、いずれも次回までに達成できました。またセッション 8 ではカウンセリング中に私に対しても新聞の音読をすることができました。

## セッション 11 〜 12

　このような経過を辿り、セッション 11 の時点では、事業所で声を出す他、歯科医や美容院のスタッフ、近所の人などとことばでやりとりできる場面も見られるようになりました。事業所では話す意欲が高く、保護者の話では家よりも事業所の方が話しているとのことでした。セッション 11 では私からの質問にも声で答えることができました。

　事業所からの報告では「レク活動のフリートークのお茶会に参加し、職員と 1 対 1 でフリートークができた」「業務上の報告もメモを使わず口頭で行えるようになった」とのことでした。質問紙は全ての項目が 1 以上となり、家庭や事業所で緘黙症状が認められなくなったことから、カウンセリングを終了としました。終了までの期間は24 ヶ月でした。

　セッション 12 時点の得点：「学校や職場：14」「家庭や家族：8」「社会的状況：5」

## 【まとめ】

　約 2 年間の治療的介入により、顕著な緘黙症状の改善が認められた事例でした。

　はるみさんは 10 代後半でしたが、介入開始時点では家族に対してもほとんど発話がないほど重篤な緘黙症状を示していました。しかし段階を踏んで話す内容や場所、相手を広げる練習を行っていくことで、約 2 年という比較的短い時間で多くの相手と話せるようになりました。症状の重い青年期の場面緘黙当事者であっても、不安階層表を用いたエクスポージャーによる介入は効果がある可能性があることが示されたと言えます。

　宿題として設定したエクスポージャー課題がほとんど次回には達成されていたことや、不安レベルも 1 だったことから、この「話す練習」ははるみさんにとってそれほど困難な挑戦ではなかったようです。これまでカウンセリングや場面緘黙の治療経験がなかったことから考えると、「治療的介入がなされてこなかったこと」自体がはるみさんの緘黙症状を持続させていたことが推察されます。適切な介入があればもっと早くから話せるようになっていた可能性も考えられる事例でした。

# おわりに

　臨床家が場面緘黙当事者の方と共同作業で「緘黙症状の改善（＝話せるようになること）」を進めていくためのプログラムについて紹介しました。対象となる場面緘黙のある方が「話せるようになりたい」と思っていて、臨床家と協力して練習に取り組むことができれば、緘黙症状の改善はかなり上手くいくと思います。

　この本を書くのは、これまでの臨床経験の中で私が行ってきたことを「言語化」する作業でした。上手に言語化できていない部分もありますし、この通りにやらないといけないわけでもありません。この本を読んだ臨床家の方はそれぞれのやりやすい方法にアレンジして行ってもらえたらと思っています。だたそのときに、2つだけ気をつけてほしいことがあります。

　1つ目は、このプログラムで目指しているのはあくまで「話せるようになること」だけだということです。場面緘黙のある人が抱えている悩みや困難は、「話せないこと」だけではありません。ですが、（読んでいただいた方にはお分かりだと思いますが）このプログラムは「場面緘黙のある人の生きづらさを軽減する」とか「場面緘黙のある人の悩みを全て解消する」といったことは目指していません。他の不安症状や感覚の過敏、対人的な繊細さなどからくる問題にもこのプログラムでは言及していません。また性格をポジティブにするとか社交的にするとか、そういうことも目指していません。ただただ、表面的な症状としての「緘黙症状」だけを改善させる、というプログラムだということです。

　ですのでこのプログラムである程度話せるようになっても、すべての問題が解決するわけではありません。臨床家の方は、その時々に応じて丁寧にニーズを聴き取るようにしていってください。

　2つ目は、話す練習を実践する際には、ぜひ「その人らしさ」を尊重しながら進めていってほしいということです。

　人前で話せなくなってしまうというのは、社会的な場面で一時的に生じてくる、言わば表面的な症状だと私は考えています。「緘黙症状」自体がその人らしさの本質を形づくっているのではありません。もちろん、話せるようになって明るくなったとか社交的になったとか、新たな挑戦につながったとか、そういったいい変化があることは私も歓

迎します。ですがそれ以外ではなるべく、「その人らしさ」はそのままで、ただ話せる場面が増えたとなるのが私にとっての理想です。ゴールは「その人らしさ」であるというのは、前著『学校における場面緘黙への対応―合理的配慮から支援計画作成まで』のときから少しも揺るがない私の信念です。

　ですので、もしその人が「話せるようになりたいとは思わない」という思いが確固たるものであるなら、やはりこのプログラムによる緘黙症状の「改善」はできませんし、するべきではないだろうと思います（それでも臨床家として多少のおせっかいは試みるべきでしょうが）。

　とは言え、高校生くらいまでの子どもの場合、「場面緘黙そのものも自分の人格の一部だ」という強い信念をもっていることはほとんどないでしょうし、やはりほとんどの子は話せるようになったらいいと思っているはずです。少なくとも話せないことは不便だし、話せるようになれば「できることが増える」のは事実です。ですので子どもの場合は、臨床家は躊躇なく緘黙症状の改善を提案していってほしいと思います。


　前著『学校における場面緘黙への対応―合理的配慮から支援計画作成まで』（学苑社、2017年）では、学校の先生として場面緘黙のある子に対応するには、という視点で書きました。子どもの場面緘黙の症状が最も顕著に表れるのは「学校」であり、その最前線で場面緘黙のある子たちと日々関わっているのは学校の先生だからです（しかし青年期以降の当事者も少なくないことから、本書では学齢期に留まらず、青年期・成人期までその射程を広げました）。

　前著では、学校生活全般にわたる内容について言及しましたので、緘黙症状の改善については十分な紙幅を割けませんでした。このため本書では、緘黙症状の改善に関することに特化して書きました。学校での日常的な支援や配慮についても詳しく知りたいという方は、拙著『学校における場面緘黙への対応』を併せてお読みいただければ幸いです。

　ただ、本書で述べている「場面緘黙改善を目指す『2段階のアプローチ』」は、この本を書きながら考えをまとめていったものなので、『学校における場面緘黙への対応』では言及していません。特に「【段階1】安心できる環境で、心と体の元気を蓄える段階」に関しては、本書とは全く別の切り口からアプローチしていかなければならない問題として残されています。近年の研究では場面緘黙の子たちの多くに不登校やその傾向があることが分かってきました。「場面緘黙と不登校」という大きなテーマには改めて

時間をかけて取り組んでいきたいと考えていますが、この点についてはまた次回以降にご期待いただきたいということで、ご寛恕願えればと思います。

　それから、「幼児期の場面緘黙」についてのいい本がないのも大きな課題だと考えています。予防的な観点から考えれば、幼児期からの集中的なアプローチは不可欠です。また本書で述べたアプローチは、幼児期の場面緘黙のある子には使いづらいと思います。ですので、未就園から小学校入学までの場面緘黙を対象にした本も、（他に書く人がいなければ）手をつけなければいけないと思っています。

　このプログラムのもとになる研究に本格的に着手したのは 2017 年のことでした。その年の 12 月に名古屋で行われた「かんもくフォーラム 2017 〜大人のかんもくフォーラム〜」で研究協力者の募集を行い、大人の場面緘黙当事者何名かの協力を得られたことによって研究を開始することができました。ですのでこの研究の謝辞としてまずは、かんもくフォーラムの企画や運営を担っていただいた入江紗代さんと伊藤暁さんに感謝申し上げます。

　また研究の遂行にあたっては、卒業生の園田怜未さんには色々なお手伝いをしてもらいました。園田さんは縁あって 1 年生の頃から私のゼミに顔を出してくれていましたが、ちょうど園田さんの卒業論文が仕上がる頃にこの原稿が完成したというのは私にとっても感慨深いです。園田さんは「大人の場面緘黙」を考える上で非常に大きなインスピレーションを与え続けてくれました。ここに記して感謝申し上げます。

　その他、とても多くの方にこれまで出会ってきたので、ここで一人ひとりお名前を挙げることはできませんが、中でもとりわけ重要な情報を提供してくれた室賀咲季さん、阿部由香里（旧姓　髙山）さん、西口のぞみさんにはこの場を借りて感謝申し上げます。

　最後に、前著に引き続きイラストを描いてくれた臼井なずなさんにもお礼のことばを申し上げます。いつも私が行っている「話す練習」の雰囲気を、とても素敵なイラストにしてくれました。また私がこの仕事に安心して打ち込めるのも、臼井さんの協力があってのものだといつも思います。

2021 年 3 月 26 日

高木　潤野

# 参考文献

American Psychiatric Association（2013）Diagnostic and Statistical Manual of Mental Disorders, Fifth Edition. Arlington, VA. 高橋三郎・大野裕監訳（2014）DSM-5 精神疾患の診断・統計マニュアル. 医学書院．

Bandura, A.（1995）Self-efficacy in Changing Societies. 本明寛・野口京子監訳（1997）激動社会の中の自己効力. 金子書房．

Bergman, R. L., Keller, M. L., Piacentini, J., & Bergman, A. J.（2008）The Development and Psychometric Properties of the Selective Mutism Questionnaire. Journal of Clinical Child & Adolescent Psychology, 37（2）, 456-64.

Bergman, R. L.（2013）Treatment for Children with Selective Mutism: An Integrative Behavioral Approach. 園山繁樹監訳（2018）場面緘黙の子どもの治療マニュアル―統合的行動アプローチ―. 二瓶社.

趙成河・河内山冴・園山繁樹（2019）場面緘黙を示す幼児に対するクリニック型行動的介入の初期段階における刺激フェイディング法及び随伴性マネジメントの適用. 障害科学研究, 43, 183-192.

Cohan, S. A., Chavira, D. A., & Stein, M. B.（2006）Psychosocial Interventions for Children with Selective Mutism-A Critical Evaluation of the Literature from 1990-2005. Journal of child psychology and psychiatry, 47, 1085-1097.

岩本佳世・高橋甲介（2018）選択性緘黙を示す自閉スペクトラム症児童における通常学級での発話支援―刺激フェイディング法を用いた指導効果―. 障害科学研究, 42, 43-53.

梶正義・藤田継道（2019）場面緘黙の出現率に関する基本調査（4）. 日本特殊教育学会第 57 回大会（2019 広島大会）, ポスター発表 P6-07.

金原洋治（2018）開業小児科医を受診した選択性緘黙の臨床像と短期予後の検討. 子の心とからだ, 27, 54-58.

かんもくネット（2011）SMQ-R（場面緘黙質問票）について. かんもくネット, 2011 年 10 月 19 日, http://kanmoku.org/news/News201110.html（2020 年 9 月 2 日閲覧）

加藤敏・神庭重信・中谷陽二・武田雅俊・鹿島晴雄・狩野力八郎・市川宏伸編（2011）現代精神医学事典. 弘文堂.

河井芳文・河井英子（1994）場面緘黙児の心理と指導―担任と父母の協力のために―. 田研出版.

Kearney, C. A.（2010）Helping children with Selective Mutism and their Parents: a Guide for School-based Professionals. 大石幸二監訳, 松岡勝彦・須藤邦彦訳（2015）先生とできる場面緘黙の子どもの支援. 学苑社.

Kotrba, A.（2015）Selective Mutism: An Assesment and Intervention Guide for Therapists, Educators & Parents. 丹明彦監訳, 青柳宏亮・宮本奈緒子・小暮詩織訳（2019）場面緘黙の子どものアセスメン

トと支援―心理師・教師・保護者のためのガイドブック―. 遠見書房.

McHolm, A. E., Cunningham, C. E., & Vanier, M. K.（2005）Helping Your Child with Selective Mutism. 河井英子・吉原桂子（2007）場面緘黙児への支援―学校で話せない子を助けるために―. 田研出版.

Oerbeck, B., Overgaad, K. R., Stein, M. B., Pripp, A. H., & Kristensen, H.（2018）Treatment of Selective Mutism: A 5-year Follow-up Study. European Child & Adolescent Psychiatry, 27, 997–1009.

Sage, R. & Sluckin, A.（2004）Silent Children: Approaches to Selective Mutism. 杉山信作監訳，かんもくネット訳（2009）場面緘黙へのアプローチ―家庭と学校での取り組み―. 田研出版.

坂野雄二・前田基成編著（2002）セルフ・エフィカシーの臨床心理学. 北大路書房.

Steinhausen, H. C., Wachter, M., Laimbock, K., & Metzke, C. W.（2006）A Long-term Outcome Study of Selective Mutism in Childhood. Journal of Child Psychology and Psychiatry, 47, 751–756.

Sutton, C.（2015）Tackling Selective Mutism: A guide for Professionals and Parents. Jessica Kingsley Publishers Ltd, London. かんもくネット訳（2017）場面緘黙支援の最前線―家族と支援者の連携をめざして―. 第16章成人期における場面緘黙. 学苑社，222-225.

Vecchio, J. & Kearney, C.（2009）Treating Youths with Selective Mutism with an Alternating Design of Exposure-based Practice and Contingency Management. Behavior Therapy, 40, 380–392.

**【著者】**

**高木潤野**（たかぎ　じゅんや）

長野大学社会福祉学部教授、博士（教育学）、臨床発達心理士
東京学芸大学大学院連合学校教育学研究科修了。東京都立あきる野学園養護学校自立活動専任教諭（言語指導担当）、小学校きこえとことばの教室（通級）などを経て現職。専門は言語・コミュニケーション障害。日本場面緘黙研究会事務局長。主な著書に『学校における場面緘黙への対応―合理的配慮から支援計画作成まで』（学苑社）、『イラストでわかる子どもの場面緘黙サポートガイド―アセスメントと早期対応のための 50 の指針』（合同出版）など。
YouTube チャンネル「はなせる TV」https://www.youtube.com/c/hanaserutv/featured


**【イラスト】**

**臼井なずな**

信州上田医療センター小児科心理士、丸子中央病院小児科心理士、修士（教育学）、公認心理師、臨床発達心理士
東京学芸大学大学院教育学研究科修了。東京都立大塚ろう学校教諭、小学校ことばの教室、上田市発達相談員などを経て、長野大学高木潤野研究室（信州かんもく相談室）にて場面緘黙のある子どものカウンセリングや研究に携わる。


装丁　有泉武己

臨床家のための
**場面緘黙改善プログラム**　　　　　　　　ⓒ2021

2021年 6 月15日　初版第 1 刷発行

著　者　高木潤野
発行者　杉本哲也
発行所　株式会社　学 苑 社
東京都千代田区富士見2－10－2
電話　　03（3263）3817
FAX　　03（3263）2410
振替　　00100－7－177379
印刷・製本　藤原印刷株式会社